Michael Kotsch

Alternative Heilmethoden
pro und contra

Michael Kotsch

Alternative Heilmethoden
pro und contra

SCM Hänssler

SCM

Stiftung Christliche Medien

Bestell-Nr. 395.025
ISBN 978-3-7751-5025-5

© Copyright der deutschen Ausgabe 2010 by
SCM Hänssler im SCM-Verlag GmbH & Co. KG · 71088 Holzgerlingen
Internet: www.scm-haenssler.de
E-Mail: info@scm-haenssler.de
Umschlaggestaltung: Jens Vogelsang, Aachen
Titelbild: Corbis GmbH
Satz: typoscript GmbH, Walddorfhäslach
Druck und Bindung: CPI – Ebner & Spiegel, Ulm
Printed in Germany

Die medizinischen Aussagen in diesem Buch ersetzen keinen Arztbe-
such. Sie spiegeln lediglich den aktuellen Wissensstand wieder und
beinhalten eine persönliche Bewertung.

Inhalt

Kurz und bündig

Geht es Ihnen nicht auch so? Über manch einen Themenbereich würde man gerne als Normalbürger Bescheid wissen (oder muss es vielleicht sogar). Doch was die Fachleute schreiben, ist im Normalfall zu kompliziert und zu umfangreich. Wer hat schon Zeit, sich in jedes Thema wochenlang einzuarbeiten!?

Hier wollen wir Hilfestellung leisten. In Hänssler kurz und bündig geben Fachleute, die sich mit einem Thema schon seit Jahren intensiv beschäftigen, kurz und verständlich einen Überblick über das, was man wissen muss, wenn man Bescheid wissen will und mitreden können möchte.

Dabei enthält jeder Band der Reihe Hänssler kurz und bündig die folgenden Elemente:

- Fakten und Basisinformationen
- die Diskussion kontroverser Fragen
- praktische Hilfen und Hinweise zum Weiterarbeiten

All das ist so angelegt, dass der Leser sich in zwei bis drei Stunden (also etwa statt des Abendkrimis oder auf einer Zugfahrt) ein Thema in seinen Grundlagen aneignen kann. Die Anwendung im Leben oder das anschließende Gespräch mit anderen wird dann aber sicher etwas länger dauern ...

Ich würde mir wünschen, dass dieser kleine Band Ihren Horizont erweitern kann und die Informationen liefert, die Sie suchen.

Thomas Schirrmacher

Jeder Bürger wird bei uns täglich mit den Angeboten alternativer Heilmethoden konfrontiert. Nur noch wenige Ärzte verweisen nicht auf diese Möglichkeiten, in Apotheke und Drogerien sind ihre Produkte allgegenwärtig, in der Werbung werden sie pausenlos angeboten, in Buchhandlungen findet sich eine enorme Bandbreite von Ratgebern aller Art, in denen die verschiedensten alternativen Heilmethoden empfohlen werden, allgemein oder spezialisiert für bestimmte Probleme und Krankheiten. Und im alltäglichen Gespräch untereinander über unsere Probleme haben sie längst einen festen Platz bekommen.

Jeder weiß irgendwie, dass unmöglich alle diese Heilmethoden halten können, was sie versprechen und dass unter diesen Heilmethoden viele sind, die entweder Scharlatanerie sind oder eher eine Initiation in andere Religionen darstellen. Andererseits finden sich unter diesen Heilmethoden zu viele, die sich gegen die mächtige Abschottung der wissenschaftlichen Medizin durchgesetzt haben und etwa schlicht die Wirkung bestimmter Pflanzen nutzen.

Wenn man aber nicht alle alternativen Heilmethoden in Bausch und Bogen verwerfen mag, zugleich aber die Gefahr besteht, auf falsche Sirenen hereinzufallen, man aber auch nicht die Zeit hat, hundert Methoden im Detail zu prüfen, bevor man sich entscheidet, braucht man jemanden, der das weite Feld für einen sichtet.

Der vorliegende Band der Reihe *kurz und bündig* ist deswegen kein medizinischer Ratgeber, der zu konkreten Krankheiten traditionelle oder alternative Heilmethoden empfiehlt oder verwirft. Der Band will vielmehr einen Überblick geben, was es heute so alles auf dem Markt gibt und wie die Heilmethoden fachlich und weltanschaulich einzuschätzen sind. Dazu will er Methoden, die einen religiösen Hintergrund haben, die Frage stellen, wie sie aus christlicher Sicht einzuordnen sind.

Der erfahrene Autor hatte dabei die Qual der Wahl, denn die Liste der Methoden, die er vorstellen wollte (und etwa auf seiner Webseite vorstellt), war viel länger, als es zwei Stunden erlauben. Aber er musste sich auf die wichtigsten beschränken. Auch hätte er gerne bei jeder Methode viel differenzierter abgewogen, aber Ziel war es nicht, eine einzelne Methode erschöpfend zu behandeln, sondern den Lesern ein Grundgerüst an die Hand zu geben, auf das sich aufbauen lässt.

Ich hoffe, dass die Leser, die mit der einen oder anderen Methode andere Erfahrungen gemacht haben oder gerne mehr gewusst hätten, großzügig genug sind, das Anliegen des Buches zu verstehen: In kurzer Zeit soll der Leser einen ersten Überblick und eine grundlegende christliche Einschätzung über einen unglaublich breiten Markt bekommen, nicht mehr und nicht weniger.

Thomas Schirrmacher

I. Komplementärmedizin – gestern und heute

Noch bis vor einigen Jahren war die überwiegend materialistische Schulmedizin allgemein akzeptierter Standard. Esoterisch gesinnte Anhänger alternativer Heilverfahren wurden in der Öffentlichkeit belächelt. In der Zwischenzeit hat sich aber der medizinische Mainstream grundlegend gewandelt. Fast jeder Allgemeinmediziner bietet seinen Patienten heute neben den etablierten Verfahren Unmengen mehr oder weniger gesicherter Therapien der Komplementärmedizin an (*Alternativen* zur materialistisch-naturwissenschaftlichen Medizin).

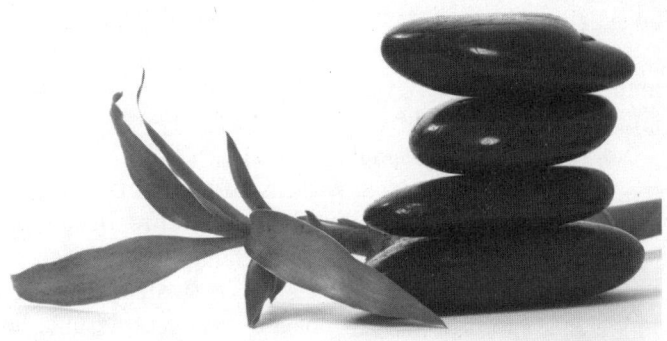

Quelle: istockphoto.com, © Pannonia

1. Offen für Alternativen in der Medizin

Schon immer waren kranke Menschen bemüht durch jedes nur mögliche Mittel die verlorene Gesundheit wiederzuerlangen. Bis zur Entwicklung einer naturwissenschaftlichen Medizin wurden religiös-okkulte, traditionelle und erfahrungswissenschaftliche Methoden undifferenziert nebeneinander praktiziert. Unabhängig von ihrer Glaubwürdigkeit wurden die verschiedenen Heilmethoden in der vagen Hoffnung auf Linderung angewandt. Erst nachdem die naturwissenschaftliche Medizin ihre durchschlagenden Erfolge gegen die Infektionskrankheiten errang, traten alternative Heilmethoden deutlich in den Hintergrund.

Weitreichendere Bedeutung erhielten die alternativen Heilmethoden erst wieder durch die Skepsis gegenüber der modernen technisierten Medizin. Der seit dem 19. Jahrhundert angefachte Fortschrittsoptimismus erweckte den Eindruck, alles sei durch die Macht von Forschung und Technik beherrsch- und erreichbar. So war es nur eine Frage der Zeit, wann diese Erwartungen enttäuscht werden mussten.

Diese *neue Skepsis* gegenüber den Aussagen und Möglichkeiten moderner medizinischer Wissenschaft wird bis heute immer wieder von Vertretern alternativer Heilkonzepte benutzt, um die Notwendigkeit der eigenen Methode zu begründen. So schreibt Theodor Meyer Steinhagen: »Die Medizin verhindert in vielen Fällen das Sterben, macht aber nicht gesund. Sie bewirkt den Zustand des chronischen Leidens.«[1] Thure von Uexküll schließt sich dieser Beurteilung moderner Medizin an: »Am Ende weiß der Patient, worunter er gewiss nicht leidet; aber was ihm wirklich fehlt, erfährt er nicht. Die moderne Medizin ist für den Kranken längst zu einem Milchstraßensystem geworden, in dem er sich hoffnungslos verirrt – und in dem mit zunehmender Spezialisierung die kompetenten Berater und Helfer des Kranken unweigerlich aussterben.«[2]

2. Alternative Heilmethoden – gestern und heute

Der Medizinhistoriker Robert Jütte verweist in seinen Arbeiten darauf, dass der Streit um die richtige medizinische Therapie nicht erst in jüngster Zeit entbrannt ist, sondern sich in jeder Epoche nachweisen lässt.[3] Immer ist es die Auseinandersetzung der herrschenden medizinischen Schule mit neu aufkommenden, nicht etablierten Konkurrenten, die schnell als »Quacksalber« oder »Kurpfuscher« diffamiert werden.

Nun verbirgt sich dahinter nicht immer die Geschichte des gerechten, den reinen Fortschritt verteidigenden Davids gegen die Übermacht des selbstgefälligen, lediglich auf Tradition bauenden Goliaths. Manchmal erwies sich die etablierte Medizin tatsächlich als befangen, vorläufig und sachlich im Irrtum. Immer wieder bestätigten sich allerdings auch die Bedenken der Skeptiker gegenüber den alternativen Heilmethoden. Allzu viele Therapien stellten sich als weitgehend wirkungslos, als ideologisch festgefahren, als wissenschaftlich widerlegbar oder als reiner Betrug heraus.

So kann der neutrale Beobachter auch im historischen Rückblick seine Sympathien nicht vorschnell dem Kritiker des Etablierten und dem Schöpfer einer neuen medizinischen Sicht schenken. Andererseits warnen die zahllosen Irrtümer der etablierten Medizin davor, sich dieser bedenkenlos auszuliefern. So unterzogen Universitätsmediziner des 19. Jahrhunderts einen Großteil der Kranken völlig nutzlosen Aderlässen oder verabreichten Quecksilberpräparate bei Syphilis. Trotz eindeutigen empirischen Ergebnissen weigerten sich Ärzte lange Zeit, zwischen den Behandlungen die Hände zu desinfizieren, und verantworteten damit unwissentlich zahlreiche Todesfälle. Willkürliche Therapien mit Elektroschocks, radioaktiver Bestrahlung, mit Hirnoperationen (Stereotaxie) und hoch dosierten Psychopharmaka, ausgeführt von etablierten

Medizinern des 20. Jahrhunderts, kosteten zahllosen Patienten Gesundheit und Leben.

Selbstverständlich ließen sich auch viele Fortschritte und Erfolge moderner Medizin nennen. Nur ist die Auseinandersetzung zwischen anerkannter Medizin und alternativer Heilmethode eben nicht immer ganz so eindeutig, wie manche Stellungnahmen nahezulegen versuchen.

Wenn sich gegenwärtig alternative Heilmethoden einer wachsenden Beliebtheit erfreuen, so hat das nicht zuletzt damit zu tun, dass in den Industrienationen seit Anfang des 20. Jahrhunderts kaum noch Menschen an Infektionskrankheiten (Tuberkulose, Grippe, Cholera, Diphtherie usw.) sterben – Seuchen, die im 19. Jahrhundert noch als »Geißeln der Menschheit« galten. An dieser Stelle nämlich erfuhren die Menschen der Vergangenheit den Erfolg moderner Medizin am entscheidendsten.

Nicht mehr die Infektionskrankheiten bestimmen nunmehr die Diskussion, sondern die chronischen Krankheiten alter Menschen zusammen mit den sogenannten »Zivilisationskrankheiten« (z. B. Herz-Kreislauf-Erkrankungen) und der »neuen Morbidität« (psychosomatischen Krankheiten). Gerade für diese Erkrankungen hat die naturwissenschaftlich orientierte Hochschulmedizin, wie einige ihrer Vertreter durchaus zugeben, häufig keine erfolgreichen Therapien anzubieten. Da die Schulmedizin in diesen Bereichen wenig Hoffnung machen kann, suchen die Patienten Hilfe bei der Alternativmedizin.

3. Anerkannte und alternative Medizin im 18. Jahrhundert

Einen »allgemeinen Stand der medizinischen Kenntnisse«, wie heute im Sozialgesetzbuch der Bundesrepublik Deutschland beschrieben, gab es im 18. Jahrhundert noch nicht. Die offizielle Medizin vertraute auf das therapeutische Dreigestirn Aderlass, Brech- und Abführmittel, mit denen sie die *vier Körpersäfte* regulieren wollte. Auch wenn sich die studierten Mediziner in vielen Behandlungsfragen gegenseitig vehement bekämpften, waren sie sich darin einig, dass man den *Quacksalbern*, *Afterärzten*, *Scharlatanen*, *Medikastern* und *Pfuschern* das Handwerk legen müsste. Darunter verstand man alle Nichtakademiker unter den Heilern. Auf Druck der Ärzteschaft erließen daraufhin zahlreiche deutsche Länder spezielle Gesetze gegen nichtlizensierte Heiler (Preußen 1766, Sachsen 1767, Baden 1788, Württemberg 1809). Behandelte ein nicht anerkannter *Quacksalber* einen Patienten, sollte er für acht Tage ins Gefängnis, im Wiederholungsfall sogar bis zu vier Wochen.

4. Anerkannte Medizin und Homoöpathie

Die Zeit von 1810 bis 1850 war insbesondere von den Auseinandersetzungen zwischen *Homöopathie* und *Allopathie* gekennzeichnet. Samuel Hahnemann (1755–1843) entwickelte mit gewissem Erfolg ein neues medizinisches Konzept. Im Gegensatz zur damals akzeptierten Medizin forderte Hahnemann, eine Krankheit mit dem Arzneimittel zu behandeln, das an Gesunden möglichst ähnliche Krankheitssymptome hervorruft. Über die genaue Wirkung seiner Medizin war sich Hahnemann nicht im Klaren. Aber schließlich wollte er auch nicht die

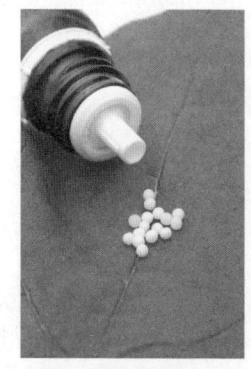

Quelle: fotolia.com,
© by-studio

Krankheitssymptome an sich kurieren, sondern deren Wurzel bekämpfen, die verstimmte Lebenskraft des Menschen. Dabei benötige man eigentlich auch keine materiellen Heilsubstanzen, sondern nur die Energie derselben. Diese Heilkraft steigere sich nach Hahnemann bei zunehmender Verdünnung.

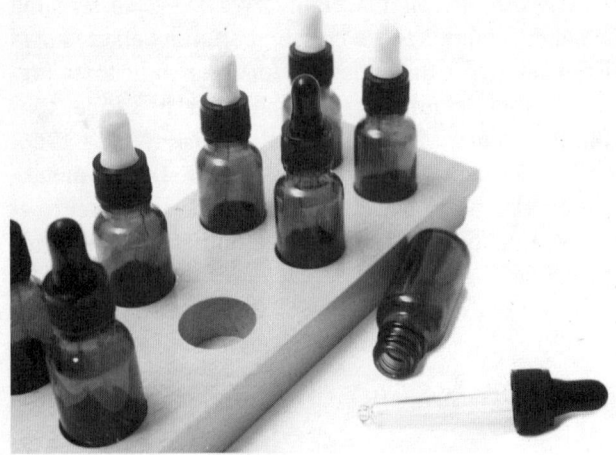

Quelle: fotolia.com, © Yantra

Nannte Hahnemann seine neue Methode erst noch *rationelle Heilkunde*, bezeichnete er sie später als *Homöopathie* (ähnliche Stoffe machen den Gesunden krank und den Kranken gesund) und grenzte sie gegenüber der von ihm als *Allopathie* (Medizin wirkt beim Gesunden und beim Kranken in ähnlicher Weise.) bezeichneten Medizin ab. Die anerkannten Mediziner verunglimpften Hahnemann und seine Anhänger als unwissenschaftlich und magisch. Die Homöopathen verurteilten alle anderen Medizinkonzepte als altmodisch und sinnlos. Abgesehen von der Homöopathie fanden in dieser Zeit insbesondere die Kräutermedizin, der *animalische Magnetismus* (Franz Anton Messmer) und die Akupunktur zahlreiche Anhänger.

5. Anerkannte Medizin und Naturheilkunde

Mitte des 19. Jahrhunderts beschleunigte sich die Entwicklung der naturwissenschaftlichen Medizin. Das Stethoskop, die Perkussion (das Abklopfen) und die mikroskopische Untersuchung hielten ihren Einzug in die Ärzteschaft. Man lokalisierte die Ursachen für Krankheiten in den einzelnen Körperteilen und schließlich in den einzelnen Zellen des Menschen. Die Konzentration auf kranke Organe und Zellen trug zum Erfolg der wissenschaftlichen Medizin bei, führte aber auch zum Verlust einer ganzheitlichen Sicht von Krankheit und Gesundheit.

Demgegenüber entwickelte sich die Naturmedizin. Deren Vertretern (z. B. Vincenz Prießnitz [1799–1851] und J. H. Rausse [1805–1848]) zufolge war die Natur prinzipiell gut und ausreichend für jede Krankheit. Die Zivilisation mit ihrer Lebensweise und ihrer Ernährung mache den Menschen krank. Mit einer einfachen, natürlichen Lebensweise könne man Krankheiten vorbeugen und diese auch heilen. Naturheiler vertrauten auf Kälte und Wärme, auf das Trinken von Mineralwasser, das Essen natürlicher, pflanzlicher Nahrung, feuchte Umschläge, Diäten, frische Luft, Bewegung usw. Künstliche Medikamente wurden als dem Menschen und der Natur widersprechend abgelehnt.

Der große Zuspruch, den die Naturheilkundler hatten, reizte die wissenschaftlichen Mediziner diese als *Quacksalber* und *Kurpfuscher* zu diffamieren. Die Naturheilkundler ihrerseits wetterten über die vermeintliche *Unfähigkeit* und *Unmenschlichkeit* der wissenschaftlichen Medizin.

6. Anerkannte Medizin und freie Heilkundige

Die Auseinandersetzungen zwischen etablierter und alternativer Medizin verlagerten sich von 1880 bis 1932 auf den Gegensatz von *Schulmedizin* und *Kurpfuscherei*. Homöopathie und Naturheilkunde hatten sich zwischenzeitlich zumindest teilweise etabliert. Deren Anhänger setzten ihre immer erfolgreicheren Gegner als *Schulmediziner*, *Staatsmediziner* oder *sogenannte wissenschaftliche Mediziner* herab.

Insbesondere durch die Fortschritte in Chemie, Biologie und Pharmazeutik konnten etablierte Mediziner weitreichende Erfolge bei der Bekämpfung von Infektionskrankheiten oder bei größeren Operationen erzielen. Sie sahen in Homöopathie und Naturheilkunde Ansätze von *Medizinalschwindel*. Wissenschaftliche Begriffe würden verdreht und missinterpretiert, Aberglauben und Betrug würden Tür und Tor geöffnet. Die approbierten Ärzte betrachteten die Naturärzte, die oft lediglich heilkundige Laien waren, als eine ernsthafte und gefährliche Konkurrenz.

Obwohl sich diese Ärzte für eine staatliche Beschränkung medizinischer Tätigkeit aussprachen, entschied sich der deutsche Reichstag 1869 für eine weitgehende *Gewerbe- und Kurierfreiheit*. In der Folge konnte jeder seine medizinischen Therapien anbieten. Damit überließ man den Bürgern die Freiheit und das Urteil, von wem sie sich therapieren lassen wollten und wen sie für vertrauenswürdig hielten.

Die folgenden Jahre waren von heftigen Auseinandersetzungen bestimmt. Auf dem *Ärztetag* in Eisenach (1897) wurde ein gesetzliches Verbot der *Kurpfuscherei* gefordert. Die Freigabe der Heilkunde habe dem Ansehen der Ärzte schwer geschadet. Außerdem seien die meisten Laien mit der Beurteilung der Qualität und Glaubwürdigkeit einer medizinischen Therapie überfordert. Darüber aber, wer als Kurpfuscher zu bezeichnen sei, wurden heftige Auseinandersetzungen geführt. Nannten viele Ärzte jeden Heiler, der nicht studiert hatte und vorschriftsmäßig approbiert war, einen *Kurpfuscher,* wollten Naturkundler den Begriff auf jeden angewandt wissen, der den Kranken durch seine Behandlung schädige, unabhängig von seiner Ausbildung. *Kurpfuscherei-Ausstellungen* in Königsberg (1902), Göttingen, Dresden, Berlin und anderswo sollten der Bevölkerung die Gefahren ominöser medizinischer Therapien vor Augen führen. Ausgestellt wurden unter anderem Publikationen der Naturheilkundler sowie Schriften der Vegetarier, Homöopathen und Impf- und Tierversuchsgegner.

Seit 1883 war es Heilkundigen verboten ihr Gewerbe umherziehend auszuüben. Mit Bezug auf das »Reichsgesetz zur Bekämpfung des unlauteren Wettbewerbs« gingen ärztliche Standesorganisationen gegen Heiler vor, die sich einen arztähnlichen Titel zulegten. Darunter fielen ihrer Meinung nach auch Bezeichnungen wie Homöopath, Magnetopath, Naturarzt oder geprüfter Naturheilkundiger. 1909 waren im Deutschen Reich 4414 nichtapprobierte Krankenbehandler registriert. Die meisten der Naturheilkundigen, Magnetopathen und Homöopathen praktizierten in den größeren Städten. Und nicht nur die einfachen Leute, auch Gebildete suchten immer häufiger medizinische Hilfe bei Naturärzten und Homöopathen.

7. Alternative Medizin im Nationalsozialismus

In der Zeit des Nationalsozialismus (1933–1945) versuchte man mit der *Neuen Deutschen Heilkunde* eine staatlich koordinierte Synthese zwischen naturwissenschaftlicher Medizin und alternativen Heilmethoden. Seit der Mitte der 1920er Jahre wuchs die Kritik an der fortschreitenden Technisierung und Spezialisierung der Medizin. Viele Ärzte wollten zurück zu einer individuellen und Personenhaften Ganzheit des Patienten.

Das Misstrauen vieler Deutscher gegenüber der offiziellen Medizin schlug sich auch in der ständig steigenden Zahl nichtapprobierter Heiler nieder. Waren 1909 noch 4414 Alternativmediziner registriert, zählte man 1927 bereits 11761 und 1931 sogar 14000 von ihnen. Schätzungen zufolge ließ sich zu diesem Zeitpunkt über die Hälfte aller Deutschen von Naturärzten behandeln. So suchten auch naturwissenschaftlich orientierte Mediziner nach einer Synthese mit alternativen Heilkonzepten. Seit 1929 war dann von der *Neuen Deutschen Heilkunst* die Rede, die »das Heilwissen der Heilpraktiker und das Heilwissen der Schulmediziner« miteinander vereinen sollte.[4] Die Nationalsozialisten standen der Volksmedizin und der Naturheilkunde von Anfang an positiv gegenüber. Die Politik setzte in der Medizin weniger auf Technik und Wissenschaft als auf Vorsorge. Der Arzt sollte »*Gesundheitsführer des deutschen Volkes*« sein. Bereits 1933 äußerte der nationalsozialistische Reichsärzteführer, es gäbe Heilmethoden, die zwar nicht im Einklang mit der Schulmedizin ständen, aber dennoch Erfolge vorweisen könnten, die der Universitätsmedizin überlegen seien. Insbesondere die Homöopathen versicherten, dass sich ihr Medizinkonzept in voller Übereinstimmung mit dem Nationalsozialismus befände. Sahen sich die Vertreter der verschiedenen alternativen Heilmethoden in der Weimarer Republik noch als gemeinsame Gegner der naturwissenschaftlich orientierten Medizin, so standen sich die einzelnen Gruppen seit 1933 plötzlich als Konkurrenten gegenüber, hofften doch alle, mit dem Nationalsozialismus ihren eigenen Einfluss größtmöglich auszubauen.

Zwischen den medizinkritischen Massenbewegungen und dem Nationalsozialismus existierte durchaus eine ideologische Schnittmenge. Beide beriefen sich auf Natürlichkeit, befürworteten einen eingeschränkten Sozialdarwinismus (»*Natur* merzt das Kranke und Schwache aus«), übten Zivilisationskritik, gaben sich wissenschafts- und professionalitätsfeindlich. So verwundert es wenig, dass führende Nationalsozialisten als offizielle Förderer alternativer Therapierichtungen in Erscheinung traten. Hitlers Stellvertreter Rudolf Heß unterstützte die Heilpraktiker und engagierte sich für die Errichtung von homöopathisch orientierten Naturheil-Krankenhäusern (z. B. in Berlin, Bremen, Gera, Hamburg, Köln, München, Nürnberg, Wuppertal, Stuttgart und Dresden). Heinrich Himmler (Reichsführer SS) förderte den Einsatz von Heilkräutern und natürlicher Ernährung.

8. Anerkannte Medizin und die esoterisch-ganzheitliche Wende

Nach dem Zweiten Weltkrieg traten die meisten Naturheilkundler als Opfer des Nationalsozialismus auf, obwohl sie eher in enger Anbindung an den Faschismus gearbeitet hatten. Bereits 1951 gründete man eine neue Vereinigung, den *Zentralverband der Ärzte für Naturheilkunde*, um einen organisatorischen Schnitt gegenüber dem Nationalsozialismus zu machen. Die führenden Personen blieben allerdings dieselben, wie der Münchner Naturarzt Oskar Väth, der schon zu den wichtigsten Vertretern der *Neuen Deutschen Heilkunde* im Dritten Reich gezählt hatte. Professor Werner Zabel prägte in der Nachkriegszeit den Begriff *Ganzheitsmedizin*, der an die Stelle der von der Vergangenheit belasteten Bezeichnungen *biologische Medizin* oder *Neue Deutsche Heilkunde* trat. Dieser Vertreter der neuen Alternativmedizin war in den 1940er Jahren enger Mitarbeiter von Hitlers Leibarzt gewesen. Auch die Bücher Werner Kollaths zur Vollwertkost wurden von der Ganzheitsmedizin der Nachkriegszeit bruchlos übernommen, obwohl Kollath sich in seinen Schriften deutlich für Hitler und die Deutsche Heilkunde aussprach. Der *Zentralverein der homöopathischen Ärzte Deutschlands* thematisierte die Verbindung zwischen Homöopathie und Nationalsozialismus erst in den 1980er Jahren. Bis dahin versuchte man der eigenen Geschichte möglichst auszuweichen.

In den 1970er Jahren beinhaltete die *ganzheitliche Medizin* vor allem eine explizite Kritik an der seelenlosen Apparatemedizin, einer perfektionistischen Technik, die den Menschen außer Acht lasse. Ganzheitsmediziner forderten, die Lebensbedingungen des Patienten, seine Fähigkeiten und Wünsche bei der Behandlung stärker zu berücksichtigen. In den 1980er Jahren übernahmen *Die Grünen* in ihrem Gesundheitspolitischen Programm die Idee der Ganzheitsmedizin und verstanden darunter eine individuelle *Gesundheitsvorsorge*, vom Vollkornbrot bis zum Biologieunterricht. Begonnen hatte das alles mit der linken Kritik der 1968er Studenten am bundesdeutschen Gesundheitswesen. Dazu kamen bald eine neue ökologische Perspektive und die Wiederentdeckung von Volksmedizin und natürlichen Heilweisen.

Die in den 1980er Jahren als Gegenveranstaltung zum *Deutschen Ärztetag* organisierten *Gesundheitstage* wurden zum öffentlichen Schaufenster einer weltverbesserischen, religiösen, mystischen, psychosozialen, politischen und ökologischen Zurück-zur-Natur-Ideologie. War zuerst noch eine vehemente Kritik akademischer Ärzte und Universitätsmediziner zu hören, die sich insbesondere gegen esoterisch und psychosomatisch orientierte Heilmethoden richtete, so integrieren seit der Jahrtausendwende immer mehr Allgemeinmediziner die Angebote der *Komplementärmedizin* in ihre Behandlung. Das Verhältnis zwischen naturwissenschaftlich orientierter und alternativer Medizin ist inzwischen fließend. *Komplementärmediziner* benutzen wissenschaftliche Begriffe (z. B. Blockaden, Schwingungen, Energien, Immunabwehr), um ihre Methoden zu erklären, und Ärzte empfehlen Reiki, Bachblütentropfen oder Schamanengesänge zur Ergänzung einer Krankengymnastik oder einer medikamentösen Behandlung. Zwar fristen alternative Heilkonzepte im universitären Studium der Ärzte nach wie vor nur ein Randdasein, in der Aus- und Weiterbildung von Physiotherapeuten und Hebammen aber sind Yoga, Edelsteintherapie oder tibetanische Klangschalen-Meditation längst etabliert.

9. Therapie-Vielfalt oder Therapie-Verbote?

In den medizinischen Diskussionen unserer Tage darf der interessierte Patient nicht nur eine rein wissenschaftliche Auseinandersetzung sehen. Schließlich geht es gleichzeitig um persönliche, wissenschaftliche Karrieren der Betroffenen und um Milliardenbeträge, die jedes Jahr im Gesundheitswesen zu verdienen sind. So führt der relative Erfolg alternativer Heilmethoden folgerichtig zu heftigen Verteilungskämpfen auf dem Gesundheitsmarkt. Gelegentlich versucht man deshalb, ganz unwissenschaftlich, mit Hilfe des Staates den lästigen Konkurrenten auszuschließen.

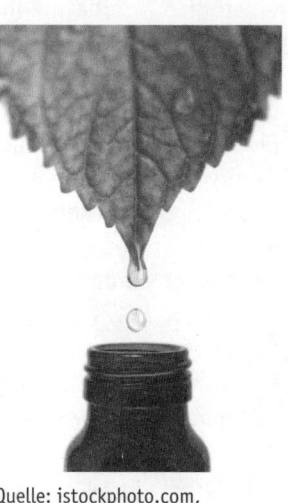

In der Auseinandersetzung um den Einsatz alternativer Heilmethoden werden nicht nur wissenschaftliche, sondern auch rein pragmatische Argumente benutzt. Neben dem verkürzten Streit, ob eine Therapie statistisch wirksam ist, steht die Frage der Kosten. Beide, sowohl die etablierte als

Quelle: istockphoto.com, © ugurhan betin

auch die alternative Medizin nehmen für sich in Anspruch die kostengünstigere Behandlung anzubieten. Interessanterweise erschienen bereits in den 1840er Jahren Statistiken, in denen Homöopathen den Nachweis zu führen versuchten, dass ihre Therapie billiger sei. Während ihnen die Gegner vorwarfen, mit den *»Nichtsen«*, d. h. mit unglaublich verdünnten homöopathischen Arzneimitteln benetzten Streukügelchen, viel Geld zu verdienen, verwiesen die Homöopathen auf Statistiken, die eine erheblich geringere Sterberate in homöopathischen Hospitälern konstatierten. Ebenso überzeugend wirkte schon damals der nicht unproblematische Nachweis, dass in den homöopathischen Krankenhäusern die Aufenthaltsdauer erheblich kürzer war (20 bis 21 Tage zu 28 bis 29 Tagen bei den zum Vergleich herangezogenen Kliniken).

Unabhängig davon, ob diese Berechnungen tatsächlich stimmen, kann die Wirtschaftlichkeit alleine natürlich keine Auskunft über die medizinische bzw. ethische Legitimität einer Behandlung geben. Sarkastisch könnte man ansonsten, nach dem Vorbild der Eskimo, den freiwilligen Selbstmord als ernsthafte Alternative in der geriatrischen Medizin fordern, oder die magischen Beschwörungsrituale asiatischer Schamanen in der Zahnarztpraxis. Ferner muss beachtet werden, dass die meisten alternativen Heilkonzepte lediglich als Ergänzungen zu etablierten Therapien eingesetzt werden, weshalb nur wenig reale Kosteneinsparungen zur Diskussion stehen.

Auch das Argument, dass alternative Heilmethoden vor allem von der einfachen, ungebildeten Bevölkerung in Anspruch genommen würden, ist unsachlich und unwahr. In Deutschland und in den USA war es im 19. Jahrhundert das Besitzbürgertum, das in Scharen zu Homöopathen, Naturheilkundlern und Chiropraktikern lief. In Frankreich und im Zarenreich hatte das alternative Heilweisen insbesondere im Adel und im Klerus eine große und vor allem einflussreiche Anhängerschaft. Ähnlich verhält es sich heute, wo Bessergestellte und Gebildete im Krankheitsfall weit schneller zu alternativen Heilmethoden greifen, ganz gleich wie sehr sie sich vorher darüber mokiert haben mögen.

Die Frage, was als *Normalmedizin* anerkannt und was als *Alternativmedizin kritisiert* wird, kann nie endgültig geklärt werden. Was heute als etabliert angesehen wird, kann in wenigen Jahren als überholt gelten, und umgekehrt. Dabei ist nicht immer entscheidend, ob sich eine Methode als wirklich wirksam erweist oder ob sie wissenschaftlich erklärbar ist. Die breite Akzeptanz einer Heilmethode hat immer auch mit Werbung, Kosten, Mode, Zeitgeist und mit Enttäuschung im Umgang mit den zuvor anerkannten medizinischen Therapien zu tun.

II. Alternative Heilmethoden beurteilen

Angebote der Komplementärmedizin sind sinnvolle und notwendige Ergänzungen der überwiegend materialistisch ausgerichteten Universitätsmedizin. Allerdings sind nicht alle Angebote alternativer Heilmethoden wirklich empfehlenswert. Keine neutrale Prüfungsinstanz informiert über Relevanz und Zuverlässigkeit alternativer Therapien. Wer keine gesundheitlichen oder geistlichen Risiken eingehen möchte, wer nicht irgendeinem Gesundheitsscharlatan auf den Leim gehen oder sich quasi nebenbei einer neuen Religionsgemeinschaft anschließen will, muss sich deshalb selber kundig machen. Dabei sollten weder alle unbekannten Heilmethoden pauschal abgelehnt noch alle Heilungsversprechen pauschal geglaubt werden. Über Probleme, Nebenwirkungen oder religiöse Voraussetzungen des fraglichen Angebots informieren deren Vertreter zumeist nicht. Doch wer sich einem Therapeuten anvertraut, sollte Zeit und Mühe nicht scheuen, zuerst gründlich zu überprüfen, ob das Vertrauen wirklich angebracht ist.

Eine Liste aller akzeptablen alternativen Heilkonzepte endgültig zusammenzustellen ist nicht möglich, weil **a.** ständig neue Methoden erfunden, entdeckt und verändert werden, **b.** Therapien zum Teil nach einigen Jahren die Namen wechseln, **c.** die anerkannte Wissenschaft ständig Fortschritte auf den Gebieten der Biochemie, Psychologie, Pharmazeutik, klinischen Forschung usw. macht, teilweise auch alte Ergebnisse revidiert und oft durch wissenschaftliche Schulen geprägt ist, **d.** wenig neutrales Material über alternative Heilmethoden vorliegt, sodass zuverlässige, dauerhafte Beurteilungen in den meisten Fällen nicht getroffen werden können.

Bei der Prüfung alternativer Heilmethoden sollten folgende erkenntnistheoretische Denkvoraussetzungen berücksichtigt werden:

1. Die Welt beschränkt sich nicht nur auf das Sichtbare, rein Materielle, sondern umfasst auch eine, nur bedingt zugängliche Dimension übernatürlicher Kräfte und Mächte, die mit Menschen in Kontakt treten und ihr irdisches Leben beeinflussen kann. Diese geistliche Dimension entspringt nicht menschlichem Willen oder menschlicher Vorstellung, sie lässt sich nicht von Menschen steuern oder kontrollieren.
2. Eigene oder fremde individuelle Erfahrungen (Heilungen, Empfindungen, Ahnungen usw.) sind in der Bewertung alternativer Heilmethoden nur eingeschränkt verwertbar, solange sie nicht aus plausiblen Gründen verallgemeinert werden können und solange sie sich nicht im Einklang mit eindeutigen statistischen, naturwissenschaftlichen und geistlichen Beobachtungen befinden. Individuelle Erfahrungen sind immer interpretationsbedürftig.
3. Es ist sinnvoll, für den Verstand logische und dem Rahmen dieser realen Welt entsprechende Aussagen zu machen. Das, was den Prinzipien der Logik grundsätzlich widerspricht, ist im höchsten Grade unwahrscheinlich und muss verworfen werden.
4. Plausibel begründete wissenschaftliche Ergebnisse werden als in einem hohen Grad wahrscheinlich akzeptiert und in die Beurteilung alternativer Heilmethoden miteinbezogen.

Bei der konkreten Entscheidungsfindung bezüglich der Anwendung alternativer Heilmethoden können folgende Prüfungskriterien eine erste Hilfe bieten:

1. Das Phänomen feststellen

Aufgrund der verfügbaren Fakten muss festgestellt werden, ob es eine aussagekräftige Zahl von Heilungen gegeben hat, da sich sonst jede weitere Beschäftigung mit der Methode erübrigt. Die Wahrhaftigkeit möglicher Heilungen lässt sich natürlich nicht aus den Werbeschriften der alternativen Medizinvertreter oder aus anekdotischen Einzelerfahrungen ableiten.

Der Nachweis der Wirksamkeit muss klar und eindeutig erbracht werden. Die Wirksamkeit eines Heilverfahrens kann mit folgenden Fakten nachvollziehbar belegt werden:

- Eine Krankheit ist eindeutig diagnostiziert worden.
- Der Patient hat nicht mehrere medizinische Therapien gleichzeitig angewandt.
- Die Heilung vollzieht sich in zeitlicher Nähe zur Behandlung.
- Die positive Veränderung ist neutral nachweisbar (z. B. das Geschwür ist verschwunden, die Medikamente können abgesetzt werden).
- Die Besserung ist dauerhaft und entspringt nicht nur einem kurzzeitigen emotionalen Erlebnis. Die Beschwerden der betreffenden Krankheit sind auch nach längerer Zeit noch verschwunden. Der Patient lebt länger oder hat deutlich weniger Beschwerden als ohne Anwendung der fraglichen Heilmethode.
- Heilungen sind bei einer größeren Zahl von Patienten belegbar – mehr als bei Placebo-Behandlungen (bis ca. 50 Prozent). Einzelheilungen müssen in keinem wirklichen Zusammenhang mit der beworbenen Therapie stehen.

2. Die Glaubwürdigkeit von Therapieentwicklern und Anwendern

Grundsätzliche Informationen über den Entdecker oder Verbreiter der entsprechenden Methode helfen bei einer ersten

Einordnung. Dabei geht es nicht darum, die Heilmethode sofort, bei dem leisesten Zweifel an der Integrität ihres Erfinders zu verwerfen. Aber man sollte die betreffende Methode desto kritischer untersuchen, wenn sich erweisen sollte, dass der Heilkundige ein Leben als Betrüger führte oder fachlich vollkommen inkompetent war. Bedenken sind auch berechtigt, wenn der Entdecker oder Betreiber einer Komplementärmedizin seine eigenen Einstellungen besonders häufig verändert, wenn er seine akademischen Titel auf obskurem Weg erhalten hat, wenn er Kontakte zu kriminellen Kreisen unterhält oder eine offensichtliche Sympathie zu eindeutig okkulten Methoden zeigt.

Oft erkennt man problematische Verfahren im Alltag auch an folgenden Eigenschaften:[5]

1. Emotionaler oder magischer Appell: die meisten Verfahren versprechen Wirkung, aber keine Nebenwirkungen, sind also »*sanft und natürlich*«, »*biologisch*«, »*ganzheitlich*«, »*alternativ*« etc.

2. *Entdeckungen* werden im Alleingang gemacht, durch einen ominösen *Erfinder*.

3. Die Bekanntmachung der Entdeckung erfolgt in den Medien und nicht über die üblichen Kanäle der wissenschaftlichen Mitteilung.

4. Informationen über die Methode werden vor allem durch Mund-zu-Mund-Propaganda und Empfehlungsschreiben geheilter Patienten verbreitet.

5. Keine unabhängigen Bestätigungen der neuen Therapie liegen vor.

6. Die Medizin-Produkte sind häufig biologisch oder chemisch schlecht definiert.

7. Die Verfahren haben vorgeblich keine Kontraindikationen (Gegenanzeigen), sondern sollen für jeden Patienten in fast jeder Lebenssituation anwendbar sein. Die Methode soll bei vielen oder allen Krankheiten und in allen Krankheitsstadien wirken.

8. Die Verfahren sind in der Regel oberflächlich einleuchtend: eine Ursache – eine Heilmethode. Man will z. B. den Krebs aushungern, den Tumor von innen heraus verbrennen (Ganzkörperhyperthermie), negative Energien neutralisieren, Widerstandskräfte stärken, das psychische Gleichgewicht wieder herstellen etc.

9. Die Therapie wird als der große Durchbruch angekündigt (*»Galilei-Trick«*: Es sei eine neue, über die bisherige Wissenschaft hinausgehende Erkenntnis. Es handele sich um eine Verschwörung, deshalb sei sie bisher noch nicht bekannt. Die pharmazeutische Industrie versuche, die neue Therapie zu verhindern, etc.).

10. Die Methode wird laufend *»angepasst«* (Überprüfung unmöglich, Misserfolge werden so für den Patienten plausibel).

11. Therapeuten werben mit nicht belegbaren akademischen Scheintiteln oder undurchschaubaren *wissenschaftlichen* Instituten.

3. Die Erklärungen überprüfen

In einer nächsten Phase erscheint es sinnvoll, die angebotenen Erklärungen über die Krankheit und die angestrebte Heilung zu überprüfen: **a.** ob die Konzeption logisch möglich ist, **b.** ob sie sich selbst oder der täglichen Erfahrung in bestimmten Fällen widerspricht, **c.** ob sie wissenschaftlich bestätigt oder widerlegt werden kann.

Falls die zu überprüfende Heilmethode angibt, sich auf Naturgesetze und -kräfte zu beziehen, kann dieser Anspruch bestätigt oder widerlegt werden. Es gibt jedoch auch Therapien, wie einige schamanische Praktiken, die vorgeblich göttliche Kräfte nutzen, die sich in Pflanzenteilen oder Mineralien manifestieren sollen. Bei genauem Hinsehen jedoch sind es nicht die geheimnisvollen Beschwörungsrituale, die helfen, sondern die vom Heiler unbenannten chemischen Substanzen, die positiv auf den Körper wirken. Diese Methoden wirken auf wissenschaftlich belegbare Weise, ohne dass die entsprechenden Therapeuten davon wissen oder es den Patienten wissen lassen.

Die überwiegende Zahl der Heilmethoden aber will ohne direkte religiöse Bezüge, durch bekannte oder noch zu entdeckende Kräfte der Natur wirken. Allein die Wortwahl der Werbebroschüren gibt dabei allerdings keine Auskunft, da mit Vorliebe physikalische Schlagworte wie »*Schwingung*«, »*Information*«, »*Strahlung*« oder »*molekulare Struktur*« verwendet werden – zumeist allerdings zu unrecht. Dieser Anspruch kann anhand des gegenwärtigen Standes der naturwissenschaftlich-medizinischen Forschung überprüft werden. Da nicht jedem Laien die zahlreichen, in Fachpublikationen veröffentlichten Studien zugänglich sind und nicht jeder beurteilen kann, wie kompetent die jeweilige Untersuchung durchgeführt wurde, empfehlen sich zur ersten Orientierung beispielsweise folgende Sammelbände:

- Pschyrembel. Naturheilkunde und alternative Heilverfahren, Berlin: de Gruyter, [3]2006
- Roland Bettschart et al. (Hrsg.): Bittere Naturmedizin, Köln: Kiepenheuer & Witsch, 1995
- Edzard Ernst (Hrsg.): Praxis Naturheilverfahren. Evidenzbasierte Komplementärmedizin. Wissenschaftliche Bewertung. Nutzen – Risiko – Analyse. Entscheidungshilfen, Berlin: Springer, 2009
- Krista Federspiel/Vera Herbst: Die Andere Medizin. »Alternative« Heilmethoden für Sie bewertet, Berlin: Stiftung Warentest korr. Nachdr., [5]2006

In einigen Fällen, z. B. bei der *Chiropraktik*, lässt sich die im Hintergrund stehende medizinische Theorie zwar nicht zufriedenstellend naturwissenschaftlich nachweisen. Die Annahme, dass Fehlstellungen in Gelenken und Muskeln zu schmerzhaften Erkrankungen beitragen können, erscheint aber hinreichend plausibel.

Immer wieder schleichen sich in die alternativmedizinischen Konzepte logische Unstimmigkeiten ein, die der aufmerksame Beobachter auch ohne detaillierte Fachkenntnis erkennen kann. Unglaubwürdig ist beispielsweise eine *Farbtherapie*, die vorgibt, durch ein um den Hals getragenes Farbplättchen energetische Defizite ausgleichen und damit heilen zu können. Wenn die den Menschen umgebenden Farben auf dessen Gesundheitszustand wirken sollten, müsste aufgrund höherer Intensität eher eine neue Garderobe oder Tapete statt eines Kettenanhängers empfohlen werden.

4. Die Denkmodelle mit der Bibel vergleichen

Wer die Existenz übernatürlicher Kräfte nicht generell verneint, sollte eine bis hierhin unproblematische Heilmethode auch noch unter diesen Aspekten überprüfen: Wird eine übernatürliche Heilung angestrebt? Sind die infrage kommenden Mächte/Kräfte/Geister positiv oder negativ zuzuordnen? Christen werden darauf schauen, ob es eine weltanschauliche Spannung zwischen biblischen Aussagen und der Konzeption der betreffenden Heilmethode gibt (deren Erklärungen der Welt, des Menschen, der Krankheit und der Heilung). So kann festgestellt werden, ob die entsprechenden Aussagen, Annahmen und Prinzipien der Heilmethode mit der Bibel übereinstimmen, in Einklang gebracht werden können, unbeschadet nebeneinander stehen oder einander deutlich widersprechen. Christen, die von der Zuverlässigkeit biblischer Offenbarung ausgehen und wissen, dass Gott sich nicht selbst widerspricht, können schlussfolgern: Eine Heilmethode, die ihre Wirksamkeit untrennbar an ein widerbiblisches Gottes-, Menschen- oder Wirklichkeitsbild gebunden hat, ist nicht akzeptabel. Das trifft beispielsweise für die *Akupunktur* und ihr von kosmischen Energien bestimmtes Krankheitskonzept zu.

5. Alternative Deutungen erwägen

Sollten in den bisherigen Prüfungen Probleme aufgetreten sein, kann versucht werden, das beobachtete Phänomen von der vorgegebenen Methode und ihrem Weltbild zu trennen, um es alternativ zu erklären und damit für die Medizin, die Wissenschaft und den Glauben akzeptabel zu machen. In vielen Fällen bieten sich physiologische, biochemische, oder psychologische Alternativen an. Manche Heilung wird psychosomatisch erklärbar sein, eine andere zufällig, wieder eine andere durch einen unbewusst eingesetzten Wirkstoff oder eine natürlich erklärbare Handlung. Vor verkrampften Deutungsversuchen sollte man sich allerdings hüten, da auch übernatürliche Heilungen nicht auszuschließen sind.

6. Übernatürliche Wirkungen berücksichtigen

Wenn eine Heilmethode übernatürliche Kräfte als Wirkursache angibt und keine andere Erklärungsmöglichkeit plausibel erscheint, oder wenn sich die vorgeblich wissenschaftliche Wirkung als unmöglich herausstellt, ist es notwendig, einen transzendenten Einfluss in Betracht zu ziehen. In diesem Fall gilt es, positive und negative, göttliche und dämonische Mächte zu unterscheiden. Ein Christ kann nicht jede alternative Heilmethode problemlos akzeptieren, weil für ihn nicht nur der mutmaßliche Heilungseffekt, sondern auch der Ursprung der Heilung (Gott/okkulte Mächte) und deren mögliche geistlichen Nebenwirkungen (materiell, ethisch, geistlich) von einschneidender Bedeutung sind.

Hilfen bei der sachgerechten Zuordnung der zu prüfenden Methode können wiederum die Übereinstimmung mit biblischer Lehre und die Lebensführung des Therapeuten geben. Normalerweise wirkt Gott seine Wunder nicht durch Menschen, die in deutlichem Gegensatz zu seinem Willen leben. Auch erwartet er nicht, dass Menschen im Zusammenhang mit der Heilung unmoralische Handlungen praktizieren oder Irrlehren akzeptieren müssen. Methoden, die so etwas beinhalten und gleichzeitig übernatürliche Heilungen bewirken, sollten gemieden werden.

Natürlich sollen sich Christen auch nicht von jedem Scharlatan oder Illusionisten in Schrecken versetzen lassen, der behauptet mit übernatürlichen Kräften umzugehen. Diese zumeist auf Geschicklichkeit und Täuschung beruhenden Vorstellungen lassen sich nach eingehender Beobachtung und Hinzuziehung aufklärender Literatur enttarnen.[6]

7. Weisheit von Gott erbitten

Der ganze Prüfungsprozess sollte bis zu dieser Stelle durch Gebet und die Bereitschaft begleitet werden, eine unangenehme Wahrheit zu akzeptieren, selbst wenn dabei eine mühsame Krankheit bleibt, statt durch eine ominöse Methode zu verschwinden. Dabei können Christen auf das Versprechen Gottes vertrauen, seine Kinder vor geistlichem Schaden zu bewahren, vor Verführung zu warnen und gegebenenfalls die nötige Kraft zu geben, um mit Krankheit leben zu können. Das setzt natürlich eine innige und ehrliche Verbindung zu Gott voraus.

8. Die Merkmale alternativer Medizin

Im Folgenden sollen acht wichtige Merkmale genannt werden, die sich in vielen Konzepten alternativer Heilmethoden wiederfinden. Diese haben ihren Ursprung ausnahmslos in den religiösen Weltbildern des Buddhismus, Hinduismus, Konfuzianismus, Taoismus und Schamanismus Asiens. Beinhaltet die zu prüfende Therapie eines der hier angeführten Merkmale, ist Vorsicht geboten. Zumeist handelt es sich dann um eine stark weltanschaulich geprägte Heilmethode, die nur unter Akzeptanz ihrer religiösen Grundsätze sinnvoll anzuwenden ist. Ist der Patient nicht bereit das religiöse Glaubenssystem der betreffenden Therapie zu akzeptieren wäre es konsequent auch auf deren Anwendung zu verzichten.

Häufig finden sich die Angaben zu weltanschaulichen Hintergründen der Komplementärmedizin nicht in den Werbebroschüren der jeweiligen Therapieangebote, sondern müssen konkreter recherchiert werden. Die entsprechende Heilmethode anzuwenden ohne ihren religiösen Kontext gutzuheißen käme dem Vorhaben eines Atheisten gleich, der regelmäßig das Vaterunser betet, ohne die Existenz Gottes zu akzeptieren.

Abhängigkeit vom Kosmos – die Urenergie Qi

In den meisten alternativen Heilmethoden östlichen Ursprungs spielt die kosmische Energie *Qi* (auch *Ki*, *Chi*, *Ji*) eine zentrale Rolle. Bei Methoden wie *Qi gong*, *Aikido* oder *Tai qi* wird das schon durch die Benennung deutlich.

Qi ist nach chinesischer Auffassung jene Substanz, aus der das Universum besteht, durch die alle Dinge geschaffen sind und die nun alles Geschaffene durchströmt. *Qi* ist dabei keine statische Masse, die von anderen getrennt ist, sondern aktiv und mobil. Sie tritt in verschiedenen qualitativen Stadien auf. Der Begriff *Qi* umfasst sowohl Atem und Luft als auch Dampf, Gas und Wetter.

In taoistischem Zusammenhang wird *Qi* zur Art und Weise eines Zustands, zum Temperament, zu Kraft und lebensspendendem Prinzip. Für die asiatische Medizin trifft die letzte Bedeutung am ehesten zu. »Qi ist materiell nicht sichtbar, und nach Auffassung der TCM [Traditionell chinesischen Medizin] reguliert es alle Lebensvorgänge des menschlichen Körpers ... Qi ist und bleibt zwar immer ein und dieselbe Substanz, es kann aber mit verschiedenen Namen ... je nach Herkunftsort, seiner jeweiligen Aufgabe und seiner Verteilung im menschlichen Körper«[7] belegt werden.

In der asiatischen Medizin ist das alles durchströmende *Qi* das Eigentliche, Ursprüngliche und Göttliche. Alle materiellen Erscheinungen oder Eindrücke von Individualität hingegen werden als vordergründige *Täuschungen* bzw. *Illusionen* betrachtet. In dieser Interpretation der materiellen Realität und der Einordnung von Krankheitsursachen zeigt sich der buddhistische Hintergrund dieser medizinischen Kategorie.

Geheimnisvolle Strahlungen und Schwingungen

Seit der zunehmenden Erforschung elektromagnetischer Schwingungen und subatomarer Strahlung werden diese Denkmodelle vermehrt von alternativen Heilmethoden herangezogen, um ihre Wirkweise zu illustrieren. Die in verschiedenen Formen auftretende *Lebensenergie* soll dem Menschen in anzapfbaren Energiepools, in festen Energieströmen oder als alles durchdringende Strahlung entgegentreten. Die Bezugnahme auf moderne naturwissenschaftliche Erkenntnisse soll dem Patienten eine gewisse Glaubwürdigkeit und Seriosität suggerieren, auch wenn kein faktischer Zusammenhang hergestellt werden kann.

Esoterisch ausgerichtete Naturwissenschaftler wie Fritjof Capra (Wendezeit) oder Wilhelm Reich (*Orgonenergie*) trugen zur Vermischung physikalischer und esoterischer Vorstellungen in den entsprechenden Heilmethoden bei. Die schon von den mittelalterlichen Katharern verbreitete Idee, das eigentliche

Leben bestände in einer Art *Lichtenergie*, die der Mensch durch »*lichtreiche*« Ernährung und Meditation vermehren könne, wird von esoterischen Heilmethoden aufgenommen, die von sogenannten *Biophotonen* (Lichtstrahlung in den Körperzellen) sprechen. Diese sollen den Gesundheitszustand des Menschen bestimmen und als strahlende Aura um jeden Menschen herum sichtbar sein.

Die mit technischen Tricks fälschlich dargestellte menschliche »*Aura*« wird von vielen alternativen Heilmethoden als Grundlage einer gesundheitlichen Diagnose benutzt. Schon vor mehr als zweihundert Jahren wurden ähnliche Methoden auf der Basis der damals erforschten magnetischen Kräfte entwickelt (*Magnetismus/Mesmerismus*).

Zahlreiche selbsternannte Therapeuten sprechen heute von *Strahlungen*, die den Menschen schädlich oder heilsam beeinflussen könnten. Diese Strahlung kann je nach Konzept von Wasseradern, Sternen und Planeten, energetisch aufgeladenen Medikamenten (*Homöopathie*, *Bachblüten*), Farbplättchen (*Farbtherapie*), Edelsteinen (*Edelsteintherapie*), Pferden (*Hippotherapie*), Bäumen usw. ausgehen. Oft vermischt sich hier medizinische Heilmethode mit esoterischer Weltanschauung.

Natürlich kann nach gegenwärtigem Stand der Wissenschaft nicht geleugnet werden, dass alle irdischen Körper sich in einem Zustand der Schwingung befinden (auf atomarer Ebene), die je nach Zusammensetzung und Erwärmung höher oder niedriger liegt. Auch wissen wir, dass jeder Mensch ständig verschiedenartiger Strahlung ausgesetzt ist (Licht, Radiowellen, atomarer Zerfall, kosmische Strahlung …). Diese messbaren Strahlungen und Schwingungen sind jedoch nicht die in alternativen Heilmethoden angesprochenen. Dabei handelt es sich zumeist um sogenannte »*höhere Schwingungen*«, »*geistige Strahlung*«, »*feinstoffliche Substanzen*« usw. Zu beachten ist beim Umgang mit diesen Strahlungen und Schwingungen, dass sie namentlich mit den physikalisch nachweisbaren

Phänomenen verwandt sind, inhaltlich aber noch unbekannte esoterische Zustände beschreiben.

Universelle Ganzheitlichkeit

Dem Vorwurf der einseitigen materialistischen Sicht der offiziellen Schulmedizin halten die meisten alternativen Heilmethoden einen vermeintlich *ganzheitlichen Ansatz* entgegen. Bei der Diagnose sollen Befinden, sozialer und seelischer Zustand, aber auch das Verhältnis der materiellen und der unsichtbaren energetischen Zustände berücksichtigt werden. »Das Universum wird nicht länger als große Maschine angesehen, die aus einer Vielzahl separater Teile besteht, sondern als harmonisches, unteilbares Ganzes, als ein Netz dynamischer Beziehungen, die auf ganz entscheidende Weise den menschlichen Beobachter und sein Bewusstsein einbeziehen.«[8]

Als negativ empfundene Dualismen innerhalb der materiellen Welt sollen überwunden werden. Ein *»neues Paradigma«* soll auch innerhalb der Medizin eine Versöhnung der Gegensätze Kultur und Natur, Geist und Materie, Intuition und Ratio, Mystik und Wissenschaft, Körper und Psyche, Mensch und Gott erreichen.[9] Die beabsichtigte Ganzheitlichkeit umfasst bewusst auch den Aspekt menschlichen Heils, also einen deutlich religiösen Aspekt. Es finden sich sogar Aussagen wie: »Das Ganze ist heilig«.[10] Diese *ganzheitliche Medizin* versucht bei der Diagnose der Krankheit, neben vielfältigen körperlichen Daten insbesondere die gestörten Beziehungen zum eigenen Geist, zur umgebenden Natur und zur kosmischen Energie zu berücksichtigen und durch die Therapie auszugleichen. Im Kern ist alles eins.

»Die traditionelle chinesische Medizin ist ein Teil der großen philosophischen Richtungen Taoismus und Konfuzianismus. Beide Philosophien definieren den Zustand von Glück als die absolute *Harmonie zwischen Mensch und Natur*. Dieses Gleichgewicht erreicht man durch eine entsprechende Lebensweise. Die traditionelle chinesische Medizin vereinigt das konfuzianische Denken ... mit jahrhundertealten Erfahrungen. Die traditionelle chinesische Medizin versteht den Körper als ein zusammenhängendes System, in dem alle Körperteile, Organe und Organsysteme durch Energiebahnen miteinander verbunden sind. Gesund ist ein Mensch dann, wenn sich alle seine Energien in Harmonie und im Gleichgewicht befinden.«[11]

Beeinflusst von taoistischem, konfuzianistischem und buddhistischem Denken fallen im Weltbild der asiatischen Medizin jenseitige (Gott) und diesseitige (Natur) Welt zusammen, da sich das *Tao* in der ganzen Natur verwirklicht. »Es gibt nur mehr eine Rettung für uns: die ›Rückkehr zur Ganzheit, die das Wesen unseres Universums ist‹ (Sabatti). Die Trennung in belebte und unbelebte Materie ist eine Illusion ... Die alten Chinesen und Asiaten trachteten ihre Leben einzubetten in den Rhythmus der Natur.«[12]

Hier wird allerdings keine Unterscheidung zwischen zerstörerischer (Teufel) und hilfreicher Macht (Gott) der jenseitigen Welt vorgenommen. Moralische Urteile und damit auch die gebotenen Lebensregeln werden aus dem Zustand der Natur abgeleitet (naturalistischer Fehlschluss) und stehen lediglich für ein der Natur gemäßes oder ihr widerstrebendes Verhalten. Diese Auffassung, in der alles zusammenfällt, wird Monismus genannt.

Mikrokosmos – Makrokosmos

Viele Methoden der Komplementärmedizin huldigen einem magischen Weltbild, demzufolge große Zusammenhänge (*Makrokosmos*) sich funktionsgenau in einer kleineren Einheit (*Mikrokosmos*) widerspiegeln. Wenn der große Zusammenhang (z. B. der menschliche Körper als Ganzes) zu schwierig zu untersuchen oder zu beeinflussen ist, könne auch der von ihm getrennte kleinere Bereich untersucht und behandelt werden. Dieses Prinzip wird auf die Beziehung zwischen Himmel und Erde angewandt, indem magische Handlungen oder Beschwörungen an irdischen Körpern (*Mikrokosmos*: Pflanzen,

Puppen ...) himmlische Kräfte (*Makrokosmos*) zum Handeln zwingen sollen.

In den aus diesem Gedankengut hervorgegangenen Methoden der Komplementärmedizin will man an Augen (*Irisdiagnose*), Zunge (*chinesische Diagnose*), Ohr (*Aurikuloakupunktur*), Fingern (*Fingerakupunktur*), Fußsohlen (*Fußakupunktur und Reflexzonenmassage*) usw. (Mikrokosmos) den Zustand des ganzen menschlichen Körpers (Makrokosmos) ablesen und die entsprechende Erkrankung therapieren. Demnach soll sich der Zustand aller Organe an bestimmten Körperzonen zweifelsfrei erkennen und gegebenenfalls auch behandeln lassen, selbst wenn keine direkt erkennbare Verbindung zwischen dem entsprechenden Organ und der ausgewählten Körperzone (Auge, Fuß, Ohr ...) besteht. Statt auf wissenschaftlich nachprüfbare Erklärungen setzt man hier auf die Überzeugungskraft einzelner Behandlungserfolge.

Yin und Yang – das Gleichgewicht der Kräfte

Viele alternative Heilmethoden erklären Krankheit durch das mangelnde Gleichgewicht zweier Aspekte der kosmischen Lebensenergie. Die allumfassende *Energie* findet sich demnach in zwei einander ergänzenden Aspekten im menschlichen Körper und in allen anderen Erscheinungen der Lebenswelt. Jeder Gegenstand, jede Erkrankung, jedes Gefühl, jeder Zustand wird einem dieser Energiezustände zugerechnet und vereint gleichzeitig beide Energieformen in sich. Die ganze Welt wird dualistisch, als Zusammenspiel zweier komplementärer Energiezustände erklärt. Meist wird bei diesem Denkmodell auf das chinesische Konzept von *yin* und *yang* zurückgegriffen.

Die Vorstellungen von *yin* und *yang* entstammen dem vortaoistischen chinesischen Denken. Es gibt kein Ereignis oder keinen Gegenstand, dem die Chinesen nicht einen *yin*-Aspekt und einen *yang*-Aspekt abgewinnen können. »Einmal *yin*, einmal *yang*, das ist das Tao!« heißt es im *Yijing*, dem für alles chinesische Denken grundlegenden Buch der Wandlungen.

»Das Tao ist die Art und Weise des Wirkens, der Weg in Raum und Zeit, den alles Geschehen nimmt. Und *Yin-yang* bedeutet etwa Kräfteverteilung, Kräftekonstellation … und weil für die Chinesen alles Geschehen energetisches Geschehen ist, bedeutet es auch einfach Polarität. Damit können wir den zitierten Satz des *Yin-yang* in eine vertrautere Form bringen, die ihm einen guten Teil seiner Rätselhaftigkeit nimmt: Der Lauf der Ereignisse wird durch die jeweils herrschende Kräftekonstellation bestimmt.«[13] Im chinesischen Denken ist »jedes Ereignis zu verstehen als ein Zusammenwirken von aktiver und struktiver Energie von jeweils unterschiedlicher Qualität. So ist Krankheit immer auf ein Ungleichgewicht von yin und yang zurückzuführen. Heilung erfolgt durch die Zuführung oder die Ableitung eines der beiden Energiezustände.«[14]

Auf die Frage, warum die Menschen früherer Zeiten älter wurden und weniger hinfällig waren, antwortet Qi Bo in einem Grundlagenwerk der chinesischen Medizin: »Diejenigen, die in alten Zeiten um den Weg der Selbstbeschränkung, das Dao wussten, folgten dem *Yin* und *Yang* und lebten so in Übereinstimmung mit den Konstellationen der Gestirne und den daraus ableitbaren Prophezeiungen.«[15]

Meridiane – Energiekanäle

Alternative Heilmethoden arbeiten häufig mit der Vorstellung von Energiekanälen (*Meridianen*), die eine Verbindung zwischen verschiedenen irdisch-menschlichen und auch kosmischen Energiespeichern herstellen. Über diese Kanäle ist ein Energieaustausch möglich, der in den Therapien der Heilmethoden angestrebt wird.

Die einzelnen Organe sollen durch sogenannte Leiterbahnen oder Meridiane miteinander verbunden sein, durch die die Lebensenergie *Qi* fließt. Der Gedanke von Energieadern, durch die *kosmische Energie* im menschlichen Körper und über die gesamte Welt fließt, ist unter den alternativen Heilmethoden weitverbreitet. Beispielhaft sei auf die *Akupunktur* verwiesen, nach der die Urenergie in einem *yin-* oder *yang*-Aspekt auf festen Bahnen durch den Körper zirkuliert.

Laut *Feng Shui* ist die gesamte Erde von einem Geflecht ähnlicher Energieadern überzogen. Auf diese solle der Mensch in seiner Gestaltung von Landschaften und Wohnräumen Rücksicht nehmen, um in Einklang mit der kosmischen Energie optimal leben zu können.

Bei *Reiki* wird der Mensch selbst zum Kanal *kosmischer Lebensenergie*, die durch den Körper des Heilers fließt und meist von den über den Patienten gleitenden Händen übertragen wird. Auch andere Methoden der Komplementärmedizin berufen sich auf den Gedanken fester Energiebahnen, die durch bestimmte Therapien zum Wohl des Patienten beeinflusst werden könnten. Versuche eines naturwissenschaftlichen Nachweises dieser *Lebensenergiekanäle* oder einer nützlichen Manipulation derselben sind bisher jedoch sämtlich fehlgeschlagen.

Chakren – Energiepunkte

Die verschieden benannte *Urenergie* bestimmt laut einigen Theorien den Lebensprozess des Menschen. Um das Wohlbefinden und die Erkenntnis zu beeinflussen, müsse diese Energie aufgenommen, aktiviert oder ausgebreitet werden. Zumeist gehen alternative Heilmethoden davon aus, dass sich im menschlichen Körper oder in seiner Umwelt Energiereservoirs befinden, die angezapft werden können. In der Vorstellungswelt der Komplementärmedizin soll eine Stimulation der *Energiezentren* zur geistigen Entfaltung des Menschen und gegebenenfalls zu seiner körperlichen Gesundung beitragen.

Zum System der Energiepunkte gehören Amulette schamanistischer Medizin, Essenzen der *Bachblüten*, die Energie (manchmal wird auch von gespeicherter Information gesprochen) abgeben sollen, Edelsteine, Farbplättchen, Bäume, Mondphasen sowie Orte wie Stonehenge, von denen allesamt eine besondere, meist heilkräftige Energiestrahlung ausgehen soll.

Auf die naturwissenschaftlich bisher unnachweisbare Annahme von besonderen Energieorten bauen auch die chinesische Konzeption der *Zang-Fu Organe* (Hohl- und Speicherorgane, welche die Urenergie in *yin-* oder *yang-*Form aufnehmen und weitergeben können) sowie der Einstichpunkte der Akupunktur (*Akupressur, Shiatsu ...*). Außerdem die Spekulation zu den *Chakren* entlang der menschlichen Wirbelsäule in der indischen Medizin (*Ayurveda*), die in verschiedene Meditationspraktiken und die anthroposophische Medizin Eingang gefunden hat.

Fünf Elemente – willkürliche Systematik

Immer wieder finden sich in der alternativen Medizin willkürliche Zuordnungssystematiken, nach denen alle Erscheinungen der Natur, der Krankheitssymptome, Gefühlsregungen, Farben usw. in Zweier-, Dreier-, Vierer-, Fünfer-... Gruppen aufgeteilt werden. Aus diesen rational nicht begründeten, oft nicht einmal nachvollziehbaren Zuordnungen ergeben sich dann Analysen zur Erkrankungsdiagnose und zur weiteren Behandlung. Begründungen der Zusammenhänge bleiben meist aus oder sie werden auf langjährige, aber nicht wissenschaftlich nachvollziehbare Erfahrungen zurückgeführt. Solche Zuordnungen können beispielsweise so verlaufen: »Dein Husten ist sehr tiefsitzend. Das entspricht dem Geschmack süß, also muss deine Medizin sauer sein. Süß gehört zur Farbe Rot. Rot wird von Blau bekämpft oder ausgeglichen, also musst du dir einen blauen Schal umhängen oder ein blaues Medikament einnehmen.« Natürlich ist das Prinzip der willkürlichen Zuordnungen in diesem Beispiel sehr vereinfacht dargestellt, um den Mechanismus der Argumentation möglichst klar vor Augen führen zu können.

Ein reales Beispiel bietet die Zuordnung aller Dinge zu den »*fünf Elementen*«, die in allen chinesisch geprägten Heilmethoden verbreitet ist: Die Materie, aus der das Weltall und die Lebewesen bestehen, sei aus *fünf Elementen* zusammengesetzt: Holz, Feuer, Erde, Metall, Wasser. Sie erzeugten und vernichteten sich gegenseitig in regelmäßiger Folge.[16]

»Der *erzeugende Zyklus*: Die fünf Elemente nähren und wandeln sich entsprechend diesem Kreislauf: Das Holz nährt beim Verbrennen das Feuer, welches das Holz zu Asche verwandelt. Die Asche wird zu Humus und zu neuer Erde. In der Erde entstehen Metalle, die den Morgentau (das Wasser) anziehen, das wiederum die Pflanze und damit das Holz nährt.

Der *überwindende Zyklus*: Das Holz überwindet die Erde, weil die Pflanzen die Erde durchbohren. Die Erde überwindet das Wasser, weil sie das Wasser absorbiert. Das Wasser überwindet das Feuer, weil es das Feuer löscht. Das Feuer überwindet das Metall, weil Hitze das Metall schmilzt. Das Metall überwindet das Holz, weil die Axt Bäume fällt.«[17]

Die einzelnen Elemente dieses Erzeugungs- und Überwindungskreislaufs werden *yin* und *yang*, verschiedenen Jahreszeiten, Himmelsrichtungen, Farben, Klimaumständen, Zahlensymbolen, Gefühlsregungen, Planeten, inneren Organen usw. zugeordnet. So wird einem Organ, einer Farbe oder einer Zahl entweder eine Holz-, eine Wasser- oder eine Erde-Qualität zugesprochen. Die jeweilige Charakterisierung bestimmt dann den möglichen Einsatz, um einen anderen Zustand (z. B. der Krankheit) oder Stoff zu erzeugen oder zu bekämpfen.

III. Kleines ABC Alternativer Heilmethoden[18]

Auf dem deutschen Gesundheitsmarkt werden Hunderte verschiedener Therapien angeboten, die Glück, Gesundheit und langes Leben versprechen. Regelmäßig werden neue Namen erfunden, die dem betreffenden Therapeuten die Exklusivität seiner Behandlung garantieren sollen. Zumeist handelt es sich bei genauerem Hinsehen allerdings nur um leichte Variationen altbekannter Heilungskonzepte oder um eine kreative Kombination verschiedener Systeme. Wirklich Neues findet sich hingegen selten.

Wollte man dem interessierten Patienten einen umfassenden Überblick über die momentan in Deutschland praktizierten Methoden der Alternativmedizin geben, müsste man ein Monat für Monat erweitertes Kompendium herausgeben. Eine Einführung in die Thematik kann das nicht leisten. So erhebt die hier angefügte Aufzählung weder den Anspruch der Vollständigkeit noch den der Unfehlbarkeit. An dieser Stelle sollen lediglich einige Beispiele genannt werden von Heilmethoden, die als sinnvoll oder als weniger sinnvoll angesehen werden können.

(Weitere, ständig erweiterte Kurzvorstellungen Alternativer Heilmethoden gibt es unter: www.michaelkotsch.de.)

Die Vielzahl *alternativer Heilmethoden* kann grob *unterteilt* werden in:

- Verfahren mit einem medizinischen Gesamtkonzept oder einer medizinischen Philosophie (manchmal historisch überliefert oder aus anderen Kulturen und Religionen übernommen)
- Verfahren, die direkt auf magische oder okkulte Kräfte Bezug nehmen
- Verfahren, die sich in ihrer Wirksamkeitserklärung auf naturwissenschaftlich nicht nachweisbare »Energien« oder »Schwingungen« berufen

- Ernährungstheorien und Diäten
- Verfahren, die eine allgemeine Steigerung der Funktion des Immunsystems bewirken sollen
- Verfahren, die den Zellstoffwechsel positiv beeinflussen sollen
- Bioenergetische Verfahren (Bezug zu einer *Lebenskraft*)
- Einzelmittel (Pflanzliche Extrakte, mineralische oder tierische Substanzen)

Aderlass

Schon im Alten Ägypten und Indien wurden Patienten zur Ader gelassen, um den Körper von *schädlichen* Stoffen zu befreien. Im antiken Griechenland wurden Krankheiten auf die Störung der vier postulierten Körpersäfte Blut, Schleim, gelbe und schwarze Galle zurückgeführt. Um einen Ausgleich der Körpersäfte zu erreichen öffneten fast alle europäischen Ärzte bis ins 19. Jahrhundert hinein eine Ader oder setzten dem Patienten Blutegel an. Das führte zu einer Verdünnung des Blutes und damit zu einem verbesserten Durchfluss auch in kleinen und kranken Gefäßen. Denn Blutegel sondern beim Saugen des Blutes gerinnungshemmendes *Hirudin* ab, das Blutgerinnsel auflösen und Thrombosen verhindern kann. In beschränktem Maße wirkt der Speichel des Blutegels darüber hinaus entzündungshemmend und keimtötend. Blutegel können an schwer heilenden Wunden förderlich wirken. Die dem Aderlass zugesprochene Wirkung, im Körpergewebe festsitzende Fremd- und Giftstoffe (z. B. Stoffwechselendprodukte oder Medikamentenrückstände) auszuscheiden, ist jedoch vollkommen spekulativ und unbewiesen.

Fazit

Ein sorgfältig vorgenommener Aderlass kann die Durchblutung kurzzeitig verbessern. Blutegel wirken eingeschränkt gerinnungshemmend und antibakteriell auf das Blut. Eine deutlich gesundheitsfördernde Wirkung aber kann weder dem Aderlass noch der Blutegel-Therapie zugesprochen werden.

Akupunktur/Traditionell Chinesische Medizin (TCM)

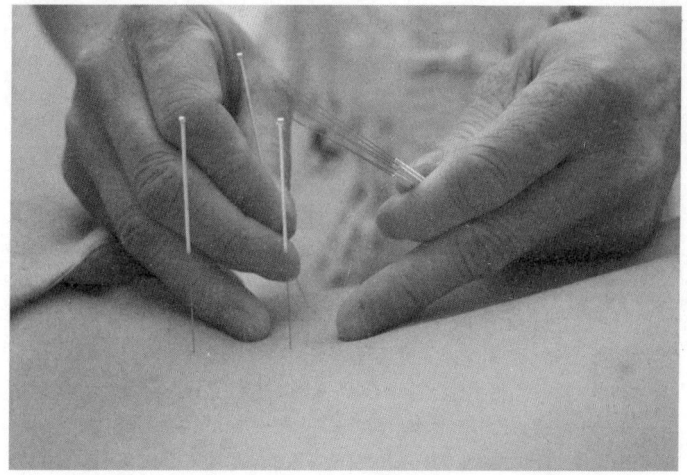

Quelle: istockphoto.com, © Zilli

Die TCM ist das Ergebnis einer mehrere tausend Jahre umfassenden Entwicklung, in der sich einzelne empirische Daten und statistische medizinische Erfahrungen mit weltanschaulichen Überzeugungen des Schamanismus, Taoismus, Konfuzianismus, Buddhismus und Universismus sowie magischen und okkulten Riten aus diesen Bereichen vermischt haben.[19] Mit der Zeit entstand daraus ein komplexes diagnostisches und therapeutisches System.

Die Grundlage dieses Systems bildet die Vorstellung der alles durchziehenden kosmischen Lebensenergie *Qi* (auch Chi, Ki), die sich in die polaren Kräfte *yin* und *yang* aufspaltet. Von der Harmonie dieser Kräfte seien der Zustand der Welt und auch die Gesundheit des einzelnen Menschen abhängig. Gesund sei ein Mensch dann, wenn sich sein Energiestatus in Harmonie und im Gleichgewicht mit der kosmischen Energie befinde.

Qi kann aber in der TCM mit verschiedenen Namen belegt werden, je nach Herkunftsort, jeweiligen Aufgabe und Verteilung im menschlichen Körper. So sei *Shen Qi* der *Lebensgeist*, der alle lebendigen Aktivitäten des Menschen zusammenfasse. *Shen Qi* enthalte das Bewusstsein, die geistige Aktivität, die Lebenskraft, das Selbstbewusstsein und die Denkfähigkeit. Aufgrund überlieferter Traditionen werden auf der Körperoberfläche bestimmte Linien, sogenannte *Meridiane*, definiert. Meridiane seien physisch nicht wahrnehmbare Energieleitbahnen, die in enger Wechselbeziehung zu den nach *yin* und *yang* aufgeteilten Organen ständen und auf denen ebenfalls nicht wahrnehmbare Punkte (*Akupunkte/xuewei*) lägen. Je nach Krankheitstyp sei in den Organen *zu wenig* oder *zu viel* Qi enthalten. Um die Zufuhr von Qi zu regulieren könnten Nadeln in die entsprechenden Meridianpunkte eingestochen werden. Jeder Akupunkt soll mit einem Organsystem in enger Wechselwirkung stehen. Bei der Reizung eines Akupunkts durch einen Nadelstich werde Energie zugeführt oder abgezogen. Dadurch bringe man die blockierte Qi-Energie wieder zum Fließen.

Der Bezug zwischen diesem Weltbild und den empirischen medizinischen Symptomen wurde über eine ausgeklügelte, aber wissenschaftlich nicht nachweisbare Systematik geschaffen. Demnach sind alle Organe entweder von *yin* oder *yang* geprägt und stehen in einer durch die *Fünf Wandlungsphasen* bestimmten Abfolge der Erzeugung und Bezwingung. In diese Systematik werden außerdem alle Umweltbedingungen, Schmerzen, Pulsqualitäten, Emotionen, Speisen usw. einbezogen. Krankheiten werden angeblich durch ein Ungleichgewicht im Gesamtsystem hervorgerufen und könnten letztlich nur durch die wieder harmonisierende Lebenskraft Qi geheilt werden.

Diese Harmonisierung könne erreicht werden:

a. von innen durch Medikamente (*Pharmakologie*) und Meditation,

b. durch äußere Einwirkung auf körperliche Energieleitungs-
bahnen (*Meridiane*) mit Akupunktur und Akupressur (Ableitung oder Zuleitung von Qi),

c. durch das Gestalten der Umwelt in der Beachtung äußerer
Riten und Sitten, der rechten Harmonie des Lebensraums
(*Feng Shui*) und der Einstimmung von Körper und Geist
auf das harmonische Fließen des *Qi* mit Atemtechnik und
körperlichen Übungen (*Qi Gong, Tai Ji Quan*).

Durch eine Diagnose, die körperliche (Schmerzen, Gerüche,
Puls...), psychische (Emotionen, Interessen) und seelische
Symptome obiger *Energiesystematik* zuordnet, wird der Ein-
satzort der Therapie bestimmt. Zahlreiche Heilungserfolge in
der Geschichte der TCM wie auch in der Praxis der Gegenwart
bezeugen eine gewisse Wirksamkeit.

Neben der klassischen Nadelung an den dafür vorgesehenen Akupunkturpunkten wird das Grundprinzip der TCM auch
angewandt bei der *Aurikulotherapie* (Nadeln am Ohr), der
Elektroakupunktur (»Nadelung« mit Elektroimpulsen), der
Laserakupunktur sowie *Akupressur* (Massage der Akupunktur-
punkte), der *Chinesischen Massage* (*Tui Na* und *An Mo*), bei
Shiatsu (Übertragung der Chi-Energie durch Berührung), der
Magnetakupunktur (*Taiki*, Magnetisierung der Akupunktur-
punkte), der *Akupunktmassage* und *Kinesiologie* (Energetisch
verursachte Muskelspannung), der *Moxi-Therapie* (Heilen durch
Wärmeanwendung mittels verbrannter Kräuter), bei *Feng Shui*
(Verteilung der Qi- Energie für harmonisches Wohnen) und der
Kristall-Akupunktur (*Nadi Vibhava*).

Fazit
Heutigem Wissensstand entsprechend wirkt die Nadelstichan-
algesie (Schmerzbekämpfung mit Nadeln) auf das Rückenmark
und das Gehirn. Durch Nadelstimulierung ausgeschüttete Hor-
mone bewirken die Produktion körpereigener schmerzstillen-
der und entzündungshemmender Substanzen.

Die überwiegend angebotene klassische Akupunktur jedoch ist untrennbar an das religiöse Weltbild des Schamanismus, Taoismus, Konfuzianismus, Buddhismus und Universismus gebunden. Sie steht im Widerspruch zu Grundannahmen eines christlichen Weltbildes. »Das Akupunkturverfahren existierte bereits im therapeutischen Arsenal der *Dämonenmedizin*. Insgesamt 13 Einstichpunkte zur Bekämpfung von *Dämonen* weist ein medizinisches Vorschriftenwerk auf. ... Die Einstichpunkte richten sich unmittelbar auf die vermuteten Sitze der bösen Geister.«[20]

Dieses Medizinkonzept wurde im Laufe der Jahrhunderte mehrfach modifiziert und weiterentwickelt, beruht jedoch nach wie vor auf der Annahme medizinischer Heilung durch den Austausch magisch-energetischer Kräfte (*yin, yang, Qi*) und magischer Wirkungsverknüpfung verschiedener Stoffe und Zustände aufeinander (z. B. *Fünf Wandlungsphasen*). Ausgedehnte wissenschaftliche Untersuchungen können eine über den Placebo-Effekt (durch Scheinmedikament erreichte Besserung) hinausgehende medizinische Wirkung der klassischen Akupunktur bislang nicht belegen.

Anthroposophische Medizin

Nach dem von Rudolf Steiner entwickelten Menschenbild besteht jeder Mensch aus vier Wesensgliedern, deren Defizite für bestimmte Krankheitstypen verantwortlich gemacht werden:

1. Physischer Leib (skleroseartige Erkrankungen),
2. Äther-, Lebens- oder Bindekraftleib (geschwulstige Erkrankungen),
3. Astralleib mit Lust, Instinkt und Leidenschaft (entzündungsbedingte Erkrankungen) und
4. Ich-Organisation mit dem Zentrum der Persönlichkeit (lähmungsbedingte Erkrankungen).

Krankheiten werden auf die mangelnde Balance dieser vier Wesensglieder zurückgeführt. Anthroposophische Medizin will deshalb nicht die körperlichen Symptome der Krankheit oder deren körperliche Ursachen bekämpfen, sondern bemüht sich den Ausgleich der Wesensglieder wiederherzustellen, und zwar mit homöopathischen Präparaten, biodynamischer Ernährung, Kunsttherapie, Bewegungstherapie (*Heileurythmie*) usw. Zur Diagnose werden speziell anthroposophische Methoden wie der *Blutkristallisationstest* oder der *kapillar-dynamische Bluttest* eingesetzt.

Fazit

Anthroposophische Medizin ist durch ihr Welt- und Menschenbild stark ideologisch bestimmt. Losgelöst von der anthroposophischen Weltanschauung sind ihre Diagnose und Therapie nicht nachzuvollziehen. Ihre Grundannahmen stehen im Widerspruch zu einem christlichen Weltbild. Neutrale wissenschaftliche Studien konnten bisher keine über den Placebo-Effekt hinausgehende medizinische Wirkung nachweisen.

Aromatherapie

Seit mehr als viertausend Jahren werden in China, Ägypten und Griechenland Düfte zur Heilung und Körperpflege eingesetzt. Der französische Arzt René Maurice Gattefossé (1881–1950) behandelte Verletzte des Ersten Weltkriegs mit ätherischen Ölen, um Heilungsprozesse von Wunden zu fördern und den Lebenswillen der Kranken zu stärken. Aromaöle werden bei Verdunstung über die Nasenschleimhaut oder bei Massagen über die Haut aufgenommen. Die Riechnerven der Nasenschleimhaut sind mit dem limbischen System des Gehirns verbunden. Dieses beeinflusst das vegetative Nervensystem und seelische Regungen. Duftreize können auf diesem Weg Schmerzen lindern oder Wohlbefinden fördern. Teebaum-, Thymian- oder Eukalyptusöl in der Atemluft helfen bei Erkältungskrankheiten. Gegen Konzentrationsschwierigkeiten sind Düfte von Pfefferminz, Geranien oder Zypressen gut. Warzen sollten mit Teebaumöl oder Zitronenöl bestrichen werden. Bei Spannungskopfschmerzen empfiehlt es sich, Schläfen und Nacken mit Lavendel- oder Majoranöl zu massieren.

Fazit

In einem bestimmten engen Anwendungsbereich können qualitativ hochwertige ätherische Öle das Wohlbefinden steigern, Schmerzen lindern und Heilungsprozesse unterstützen. In hohen Dosen lösen Duftöle allerdings möglicherweise Vergiftungserscheinungen aus. Schwerwiegendere organische Krankheiten oder psychische Probleme können nicht reell mit Duftölen geheilt werden. Immer wieder wird Aromatherapie mit esoterischen Heilmethoden verbunden, deren Grundannahmen im Gegensatz zum christlichen Glauben stehen.

Atemgymnastik

Therapeutisches Atmen wird in Indien und China zur Harmonisierung von Körper und Geist eingesetzt. Beim Yoga, Tai Chi oder Aikido spielt der Atem eine wichtige Rolle. Oftmals wird dem Atmen eine spirituelle Bedeutung zugeschrieben. Der Mensch reinige sich durch richtiges Atmen, er nehme kosmische Energien auf oder vereine sich mit dem Göttlichen. Davon abgesehen werden durch bewusstes, tiefes Atmen Muskeln, Sehnen, Gelenke und Bänder trainiert. Mit der Zeit wird der Atemraum vergrößert, die Aufnahme von Sauerstoff und die Abgabe von Kohlendioxid werden optimiert. Tiefes Atmen hilft Sekrete abzuhusten, beispielsweise nach einer Operation. Bewusstes Atmen fördert die Konzentration und das Körperbewusstsein. Tiefe Bauchatmung stärkt das Zwerchfell und die Bauchmuskulatur, verbessert die Durchblutung der Bauchorgane und regt den Darm an. Brustatemübungen verbessern die Lungen- und auch die Herz- Kreislauf-Funktion. Richtiges Atmen fördert die innere Ruhe und hilft Frauen während des Geburtsvorgangs.

Fazit

Bewusstes Atmen entspannt nachgewiesenermaßen und regt die inneren Organe an. Zahlreiche Atemtherapien aber sind untrennbar mit den religiösen Weltbildern des Hinduismus,

Buddhismus und Taoismus verbunden, stehen also in Widerspruch zu christlichen Überzeugungen.

Ayurveda

Der Legende nach soll die Heilkunde den Menschen durch den Gott Indra geoffenbart worden sein. Die klassischen Texte der indischen Heilkunde wurden ab dem 7. Jahrhundert v. Chr. in Sanskrit abgefasst (*Carka Samhita*, *Sushruta Samhita*). Ayurveda will im Menschen das Gleichgewicht der drei *Energieformen* (*Doshas*) bewirken, wodurch neben Gesundheit auch Freude, Genuss, Sinnlichkeit und Schönheit erreicht werden könnten. Ayurveda greift nicht erst im Krankheitsfall, sondern ist eine Art religiöse Lebensphilosophie, die angeblich eine beständige Balance zwischen Seele, Körper und Geist garantiert.

Die drei *Doshas* (Vata, Pitta, Kapha) sollen alle körperlichen und geistigen Vorgänge steuern. Ihnen werden verschiedene Organe zugeordnet. Sie werden als Lebensenergien betrachtet, deren Verteilung über den Charakter des Menschen bestimme. Umgekehrt sei aus dem Wesen des konkreten Menschen seine individuelle Verteilung der *Doshas* zu erkennen.

Vata-Typen hätten ein geringes Gewicht, seien begeisterungsfähig, neigten zu trockener Haut, würden kein kaltes Wetter mögen, hätten eine unregelmäßige Verdauung, neigten zu Sorgen und seien sprachgewandt. Auf ein gestörtes Vata deuteten Ruhelosigkeit, Sorgen, Ängste, kalte Hände oder Untergewicht. Vata könne gestört werden durch bitteres Essen, kaltes Wetter, spätes Schlafen oder Reisen.

Pitta-Typen hätten einen mittelschweren Körper, seien organisiert, würden keine Hitze mögen, hätten einen starken Appetit, seien gute Redner, neigten zu Ungeduld, bevorzugten kalte Getränke und neigten zu Sommersprossen. Auf unausgeglichenes *Pitta* deuteten Perfektionismus, Heißhunger, Haarausfall, Kritiksucht und Ungeduld. *Pitta* könne gestört werden durch salziges Essen, zu viel Sonne oder Zeitdruck.

Kapha-Typen hätten einen schweren Körper, große Ausdauer, glatte Haut, geringen Hunger, sie seien ruhig und beständig, schliefen tief und hätten eher dunkles Haar. Auf unausgeglichenes *Kapha* deuteten Schwerfälligkeit, Verschleimung, fettige Haut oder Übergewicht. *Kapha* könne gestört werden durch zu viel Schlaf, feuchtes Wetter, wenig Bewegung oder schwere Mahlzeiten.

Vata werden die Elemente Äther und Luft zugesprochen, zu *Pitta* gehörten Feuer und Wasser und zu *Kapha* Erde und Wasser. Krankheit entsteht, laut Ayurveda, wenn *Doshas* sich an einem nicht für sie vorgesehenen Ort im Körper konzentrieren und festsetzen. Will der Kranke das richtige Verhältnis der *Doshas* wieder erreichen, müsse er auf einige Faktoren (bestimmtes Essen, Verhaltensweisen, Bewegungen usw.) verzichten, die dem überschüssigen *Dosha* entsprächen, und Faktoren suchen, die die anderen beiden *Doshas* förderten. Jede Verhaltensweise, jeder Umstand, jeder Gegenstand, jedes Nahrungsmittel hat im Ayurveda für den Menschen einen *Dosha-Aspekt* und wird einem der zugehörigen *Elemente* zugeordnet.

Abgesehen von den *Doshas* unterscheidet *Ayurveda* sieben Gewebearten (*Dhatus*), die in einem sich gegenseitig beeinflussenden Umwandlungs-, Auf- und Abbauprozess ständen, dessen Gleichgewicht wiederum mit der Balance des *Doshas* zusammenhänge. Wichtig für das Verständnis der indischen Medizin ist darüber hinaus das Netz von Energieleitungen (*Srotas*), das den Körper durchziehe. Darin werden angeblich Blut, Lymphe und Energie transportiert.

Die Ursache einer Krankheit führt der Ayurveda-Therapeut auf ein individuelles Ungleichgewicht der *Doshas* zurück. Am Appetit, den Stimmungen, dem Stuhlgang oder dem Zustand der Haut will er den Zustand der *Doshas* erkennen können. Mithilfe einer Reinigungstherapie (Diät, Abführmittel, Massagen, pflanzliche Heilmittel) sollen Giftstoffe (*Ama*) ausgeleitet werden. Dazu dienten auch Ölmassagen, Öl- und Wärmebehandlungen (z. B. *Aromatherapie*).

Die Mahlzeiten sollen regelmäßig eingenommen werden und nach Möglichkeit alle sechs ayurvedischen Geschmacksrichtungen (*Rasa*) umfassen. Außerdem soll der Patient, je nach Diagnose, *Vata-*, *Pitta-* oder *Kapha*-beruhigende Nahrungsmittel bevorzugen. Hunderte von Heilpflanzen werden nach ihren *Dosha*-Eigenschaften geordnet und entsprechend des Dosha-Zustandes des Patienten verschrieben, um *Kapha, Pitta,* oder *Vata* zu dämpfen oder zu stärken.

Der Tag, das Jahr und auch die Lebenszeit werden nach ayurvedischem Weltbild in *Kapha-*, *Pitta-* und *Vata*-Abschnitte eingeteilt. Es wird empfohlen vorzugsweise Tätigkeiten nachzugehen, die dem jeweiligen Tages- oder Lebenszeit-*Dosha* entsprechen (z. B. mittags fünf Minuten still sitzen oder kein Lesen am Abend). Des Weiteren soll das Leben nach vedischer Astrologie ausgerichtet werden. Fest zum ayurvedischen Lebensstil gehören regelmäßiges *Yoga* und Meditation. *Yoga* dient hier nicht dem anatomischen Körper, sondern dem Ausgleich der Doshas und der Vorbereitung des Einswerdens mit dem kosmischen *Brahma*.

Fazit

Einzelne Aspekte des *Ayurveda* (z. B. Heilkräuter, Massagen, geregelter Tagesablauf) sind auch vor dem Hintergrund einer wissenschaftlich orientierten Medizin durchaus empfehlenswert. Wobei zu beachten ist, dass einige Ayurveda-Rezepturen auch gesundheitsschädliche Substanzen (wie Quecksilber) enthalten. Das Gesamtsystem des Ayurveda jedoch ist in seiner Zuschreibung der *Dosha*-Eigenschaften sowie der Berücksichtigung von Astrologie und Wandlungsstufen höchst spekulativ. Ayurveda ist untrennbar mit einem hinduistischem Welt- und Menschenbild verbunden, das sich in deutlichem Widerspruch zu christlichen Überzeugen befindet. Stellt der Patient das religiös-philosophische Konzept von Ayurveda infrage, sind Diagnose und Therapie nicht mehr sinnvoll anzuwenden. In wissenschaftlichen Studien ist bislang keine über den Placebo-Effekt (durch Scheinmedikament erreichte Besserung) hinausgehende medizinische Heilung beobachtet worden.

Balneotherapie

Bereits in Babylon und dem Alten Ägypten war die heilende Wirkung von Bädern wohlbekannt. Der griechische Arzt Hippokrates (460–377 v. Chr.) verordnete seinen Patienten Bäder und Wasser aus speziellen Heilquellen. Bäder entlasten den Körper von einem Teil seines Gewichts (eine siebzig Kilo schwere Person wiegt nur noch sieben Kilo). Dadurch werden die Muskulatur gelockert und Bewegungen erleichtert. Badezusätze oder Mineralwasser tragen dazu bei körpereigene Substanzen herauszuwaschen oder Mineralien zuzuführen. Darüber hinaus fördern sie den Hautstoffwechsel. Der erhebliche Wasserdruck auf den Körper beschleunigt den Transport von Blut und Lymphflüssigkeit zum Herzen. Bewegungen im Wasser wird ein größerer Widerstand entgegengesetzt als in der Luft, wodurch der Kreislauf angeregt wird. Salze verbessern die Hautdurchblutung und lindern Hauterkrankungen. Badezusätze von Tannen-, Fichten- oder Latschennadeln wirken beruhigend. Weizenkleieextrakte tragen zur Besserung von juckenden Ekzemen und Nesselsucht bei. Kieselsäure und Schachtelhalmextrakte helfen bei schlecht heilenden Wunden. Ähnlich wirken *Peloidbäder* in Küstenschlick, Vulkanschlamm (*Fango*), Torfbrei (Moor) oder Meerwasser (*Thalasso*). Schwefelbäder desinfizieren und lindern chronische Ekzeme und Neurodermitis. Das durch Jodbäder dem Körper zugeführte Jod hilft bei Furunkulose und Arteriosklerose.

Fazit

Wissenschaftlich nachgewiesen üben Bäder eine heilende und anregende Wirkung auf den Körper aus. Schwerwiegende Krankheiten können auf diese Weise jedoch nicht geheilt werden.

Baunscheidtieren

Carl Baunscheidt (1809-1873) beobachtete, dass seine rheumatischen Schmerzen in der Hand verschwanden, nachdem ihm mehrere Mücken gleichzeitig in die Hand gestochen hatten. Daraufhin entwickelte er seinen *Lebenswecker*, eine Stachelwalze, die, über die Haut gerollt, wenige Millimeter tiefe Einstiche zurücklässt. Heute werden dazu auch Apparate benutzt, die mit Federkraft eine runde Scheibe mit 33 Nadeln auf die Hautoberfläche schnellen lassen. Die behandelten Hautzonen werden dann mit speziellen Ölen eingerieben. Nach kurzer Zeit entstehen an diesen Stellen Rötungen, Schwellungen, Juckreiz und eiternde Pusteln, durch die im Körper eingelagerte Giftstoffe ausgeschieden werden sollen. Außerdem sollen durch Baunscheidtieren innere Organe aktiviert und *Entzündungsherde* bekämpft werden.

Fazit

Die Wirksamkeit der Methode ist wissenschaftlich nicht nachgewiesen. Eine wirkliche Entgiftung des Körpers findet nach bisherigem Wissen nicht statt. Baunscheidtieren kann schwere allergische Reaktionen auslösen, heftige Eiterungen hervorrufen und zu Narbenbildung führen. Das in Baunscheidtpasten und -ölen enthaltene Krotonöl steht in Verdacht Krebs zu verursachen.

Bioenergetik

Wilhelm Reich (1897–1957), ein Schüler Sigmund Freuds, vertrat die Auffassung, dass sich der Charakter eines Menschen nicht nur im psychischen, sondern auch im physischen Zustand äußere. In körperlichen Muskelverspannungen meinte er, festsitzende psychische Konflikte zu erkennen. Mithilfe von Massagen, Atem- und Bewegungsübungen wollte er Muskeln lockern und so gleichzeitig charakterliche Probleme beseitigen, psychisches Leid, verdrängte traumatische Erfahrungen und unterdrückte Gefühle befreien. Weiterhin ging Reich von der Existenz einer universellen *Bioenergie* aus, die im gesunden Menschen frei und ungehindert fließe, sodass sich dieser ungehemmt seinen Lebensäußerungen (z. B. Sexualität, Hunger, Wut) hingeben könne. Sei das Fließen dieser kosmischen *Orgonenergie* gestört, werde der Mensch psychisch und physisch krank. Mit einer von ihm konstruierten Apparatur wollte Reich die *Orgonenergie* sammeln und den kranken Menschen zuführen (*Orgontherapie*).

Weiterentwickelt wurde die *Bioenergetik* von Alexander Lowen (1910–2008). Nach Lowen schlagen sich bedeutsame Erfahrungen, insbesondere in der Kindheit, in der Psyche und im Körper des Menschen nieder. Sie sollen seine Atmung, Körperhaltung und Bewegung beeinflussen. Da die *Bioenergie* durch Atmung, Ernährung und Bewegung auf- und abgebaut werde, verfüge ein Mensch mit eingeschränkten Körperfunktionen auch nur über eine eingeschränkte Lebensenergie. Durch Atemübungen und Massagen sollen *blockierte emotionale Energien* gelöst werden, sodass psychische Probleme behoben werden und die *Bioenergie* wieder frei fließen kann.

Eine andere bioenergetische Methode ist das *Grounding* (Erden). Patienten sollen auf den Boden stampfen, die Arme ausbreiten oder laut schreien. Durch den so erzeugten Erregungszustand entlädt sich angeblich die angestaute psychische Energie, was sich durch Vibrieren der Beine oder unwillkürliches Zittern äußere. Plötzliche Erinnerungen an verdrängte Erfahrungen, Angst oder Wut könnten dabei bewusst und zum Ausdruck gebracht werden. Danach seien körperliche Fehlstellungen und seelische Probleme überwunden, sodass die *Orgonenergie* wieder frei fließen könne.

Fazit

Dass psychische oder charakterliche Probleme sich auf den Körper auswirken, ist hinlänglich bekannt. Eine fest berechenbare Wechselwirkung aber, aufgrund derer körperliche Veränderungen automatisch zu seelischen und charakterlichen

Veränderungen führen, ist spekulativ. Auch die Annahme der Bioenergie, die durch Nahrung und Atmung auf und durch Bewegung abgebaut wird, beruht lediglich auf zweifelhaften Behauptungen. Wissenschaftlich feststellbar ist die *Bioenergie* bislang nicht. Durch wissenschaftliche Studien konnte eine über den Placebo-Effekt (durch Scheinmedikament erreichte Besserung) hinausgehende medizinische Wirksamkeit der *Bioenergie* nicht festgestellt werden.

Bioresonanztherapie (BRT)/MORA Therapie

Die Grundlagen der Bioresonanztherapie gehen auf Experimente des deutschen Arztes Franz Morell und des Elektroingenieurs Erich Rasche mit der Elektroakupunktur zurück. Der Begriff Bioresonanztherapie wurde 1987 geprägt. Dahinter steht die Auffassung, dass jeder Organismus nicht nur chemisch, sondern auch durch körpereigene elektromagnetische Schwingungen gesteuert wird. Von Bildschirmen, elektrischen Leitungen, Handys oder Wasseradern gehen demnach *Feinstoffliche Störschwingungen* aus. Durch die Therapie sollen die disharmonischen, krankmachenden Schwingungen mittels einer elektronisch gesteuerten Apparatur (*Bioresonanzgerät*) erfasst, korrigiert, modifiziert und dann dem Organismus wieder zurückgegeben werden. Dabei werden auch angebliche Schwingungen von Edelsteinen oder Metallen integriert. Die *»Schwingungskorrektur«* richtet sich entweder auf ein einzelnes Organ oder auf den ganzen Körper. Gelegentlich werden die Bioresonanzgeräte auch zum Verträglichkeitstest verschiedener Substanzen eingesetzt und zur Übertragung heilender Schwingungen auf therapeutisch einzusetzende Substanzen.

Fazit

Die weltanschaulichen Voraussetzungen der Bioresonanztherapie sind widersprüchlich und nicht im Einklang mit gegenwärtigen wissenschaftlichen Erkenntnissen. Der Scientologe Franz Morell entwickelte die Bioresonanztherapie in enger Anlehnung an die Konzepte des Sektengründers L. Ronald Hubbard. Der Nachweis einer über den Placebo-Effekt hinausgehenden Wirkung ist bisher nicht erbracht.

Blutgruppen Diät

Nach dem amerikanischen Naturheilkundler Peter D'Adamo entscheiden die Blutgruppen, was verspeist werden darf. Menschen mit Blutgruppe O stammten von Jägern ab und sollten sich von Fleisch, Geflügel, Fisch, Obst und Gemüse ernähren. Milch und Weizenprodukte hingegen sollten sie meiden. Blutgruppe A wird urgeschichtlichen Landwirten und B Nomaden zugeschrieben. Isst der Mensch nicht entsprechend seiner Blutgruppe, sollen falsche *Lektine* aus der Nahrung zur Verklumpung des Blutes und so zu allerlei Krankheiten führen.

Fazit

Verschiedenen unabhängigen Untersuchungen zufolge gibt es keinen wirklichen Zusammenhang zwischen der willkürlichen Zuordnung von Blutgruppe und entsprechender Nahrung. Eine Verklumpung des Blutes durch Lektine der Nahrung wurde bisher nicht beobachtet.

Chiropraktik

Der kanadische Heiler Daniel David Palmer (1845–1913) sah in der Verschiebung von Gelenken (Subluxation) insbesondere an der Wirbelsäule, die Ursache für zahlreiche körperliche Beschwerden. In der Chiropraktik sollen mit speziellen Handgriffen diese Gelenkverlagerungen (*Blockierungen*), gelöst werden, um gereizte Nervenbahnen zu entlasten. Dadurch könne gelegentlich eine schnelle Schmerzlinderung erreicht werden. Durch sanftes Dehnen (Mobilisieren) würden Gelenke wieder beweglich gemacht. Andere Gelenke sollen mithilfe der Chiropraktik eingerenkt werden. Bei der Behandlung ist manchmal ein Knacken zu hören, das durch Gasblasen erklärt wird, die angeblich unter der ruckartigen Bewegung zerplatzen.

Fazit
In der Praxis können durch Chiropraktik oftmals Schmerzen beseitigt werden. Das Zurückführen von Krankheiten und Schmerzen auf sogenannte *Blockierungen*, die durch *»Einrenken«* beseitigt werden können, ist allerdings spekulativ und kann dazu führen reale Krankheitsursachen zu vernachlässigen.

Edelsteintherapie

Schon vor rund fünftausend Jahren stellten die Babylonier medizinische Tinkturen aus zerstoßenen Edelsteinen her. Auch im altindischen *Ayurveda* sind Rezepte zur Herstellung von Pulvern, Pasten und Elixieren aus Edelsteinen überliefert. Edelsteintherapeuten gehen davon aus, dass Steine eine spezifische energetische Kraft besitzen und Schwingungen aussenden, die sich positiv auf Körper und Seele auswirken, sowie negative Krankheitsschwingungen neutralisieren. Nach der jeweiligen Erkrankung ausgewählte Edelsteine sollen an einer Kette um den Hals getragen oder in einer therapeutischen Sitzung für dreißig Minuten an sogenannten *Chakren* (*Ayurveda*) oder Akupunkturpunkten (TCM) aufgelegt werden. Demnach hilft beispielsweise Achat bei Blasenerkrankungen oder mangelnder Selbstsicherheit, Bergkristall bei Störungen des Stoffwechsels, bei Neid und Missgunst. Milchquarz soll bei Müdigkeit, Schwindel, Juckreiz und Völlegefühl helfen. Manche Therapeuten kombinieren Edelsteintherapie mit Bachblüten oder Reflexzonenmassage zur Auswahl der passenden Steine und der wirkkräftigsten Hautzone.

Fazit
Wie jede Substanz haben auch Edelsteine eine Schwingung auf atomarer Ebene. Diese hat jedoch wissenschaftlich gesehen

keine Auswirkung auf die von Edelsteintherapeuten angestrebte Linderung der Erkrankungen und seelischen Probleme.
Die Edelsteintherapie ist untrennbar mit einem hinduistischen,
taoistischen Welt- und Menschenbild verbunden. Ihre Grundannahmen stehen im Widerspruch zu einem christlichen Weltbild.
Wissenschaftliche Studien konnten bislang keine über den
Placebo-Effekt (durch Scheinmedikament erreichte Besserung)
hinausgehende medizinische Wirksamkeit belegen.

Eigenbluttherapie

Schon in der alten chinesischen Medizin wird Tier- und Men-
schenblut therapeutisch eingesetzt. Eigentliche Begründer
der Eigenblutinjektion aber waren die in Amerika lebenden
schwedischen Ärzte Carl E. Grafstrom und Axel V. Elfstrom.
Ende des 19. Jahrhunderts injizierten sie Lungenentzündungs-
und Tuberkulosepatienten deren eigenes, mit Kochsalz ver-
dünntes Blut und erzielten damit gute Erfolge. Heute wird das
entnommene Blut je nach Methode mit UV-Licht bestrahlt,
mit Sauerstoff angereichert, mit Gleichstrom behandelt (z. B.
mit dem *Hämoaktivator*) oder homöopathisch verdünnt, ehe
es dem Patienten wieder eingespritzt wird (in Muskel- oder
Fettgewebe). Das dem Körper als »Fremdkörper« injizierte Blut
aktiviert das Immunsystem, führt zu einer erhöhten Körper-
temperatur und einer Steigerung allgemeiner Abwehrreakti-
onen. Die Eigenbluttherapie wird gegenwärtig vor allem bei
akuten Entzündungen, Allergien, Schlafstörungen und Hauterkrankungen eingesetzt.

Fazit

Bei fachgerechter Anwendung kann die Eigenbluttherapie begleitend zur Stimulierung des körpereigenen Immunsystems
eingesetzt werden. Allerdings ist die Methode wissenschaftlich umstritten und bisher nicht durch klinische Studien bestätigt. Lediglich Einzelerfahrungen scheinen eine gewisse Wirksamkeit nahezulegen. Kombinationen von Eigenbluttherapie

und Homöopathie bzw. Homotoxologie sind wissenschaftlich höchst fragwürdig.

Farbtherapie

Farben haben eine biologisch vorgegebene Wirkung auf Menschen. Rot oder Gelb als Signal- und Warnfarben wirken anregend oder sogar aggressionsfördernd. Grün und Blau hingegen wirken beruhigend. Diese Wirkung wird auf das Vorkommen der betreffenden Farben in der Natur zurückgeführt (Psychoimmunologie). So sind giftige und gefährliche Tiere bzw. Pflanzen häufig rot oder gelb (Warnfarben).

Daneben spricht jede Kultur Farben besondere Bedeutungen zu. Im christlichen Umfeld steht Weiß für Unschuld, Reinheit und Himmel, Schwarz für Trauer und Teufel, Rot für Liebe und Herrschaft Gottes, Blau für Treue, Beständigkeit und Mäßigkeit.

Die Farbtherapie als alternative Heilmethode geht auf den amerikanischen Arzt Edwin D. Babbitt (1828-1905) zurück. Physikalisch kann Farbe als Licht mit einer spezifischen Schwingungsfrequenz (Wellenlänge) betrachtet werden. Farbtherapeuten meinen nun, dass die menschlichen Zellen bei gesundheitlichen oder seelischen Störungen in einem Ungleichgewicht schwingen. Mithilfe von Licht sollen dann die fehlenden Schwingungen auf den Körper übertragen werden. Rot beispielsweise soll anregend, belebend und wärmend wirken. Rot wird Patienten mit Herz-Kreislauf-Problemen, mit Immunschwäche, Trägheit und Energielosigkeit verschrieben. Blau hilft angeblich bei Schmerzen, Entzündungen und Angst. Das farbige Licht werde entweder über die Augen oder die Haut aufgenommen oder Medikamente, insbesondere homöopathische Präparate werden damit bestrahlt und dann eingenommen. Abgegrenzt werden muss die Farbtherapie gegenüber der wissenschaftlichen reellen Lichttherapie, in der weißes Licht, Infrarotlicht und UV-Licht bei Kindern mit Gelbsucht oder bei Erwachsenen mit Depressionen eingesetzt wird.

Fazit

Zweifellos wirken Farben auf die Psyche des Menschen. Die spezifische Behandlung konkreter körperlicher oder seelischer Erkrankungen in der Farbtherapie aber beruht auf rein spekulativen Annahmen, die in Spannung zu gesicherten wissenschaftlichen Erkenntnissen stehen. Wissenschaftliche Studien konnten bislang keine über den Placebo-Effekt hinausgehende medizinische Wirksamkeit belegen.

Hildegard-Medizin

In der von Hildegard von Bingen (1098–1179) entwickelten Heilmethode mischen sich Pflanzenmedizin, magische Vorstellungen und allgemeine Lebensregeln. Da die Benediktinerin Hildegard den Menschen als eine untrennbare Einheit von Seele, Geist und Körper betrachtete, war sie bemüht nicht nur kranke Organe zu kurieren, sondern die seelischen und geistlichen Ursachen der Krankheit zu erkennen und zu behandeln. Die Bekämpfung von körperlichen Symptomen allein lehnte sie als unzureichend ab. Entsprechend der *Säftelehre* des antiken Arztes Galen von Pergamon (129–199) führte auch Hildegard von Bingen Krankheit auf ein Ungleichgewicht der Körpersäfte (Blut, Phlegma, gelbe und schwarze Galle) zurück. Die *Körpersäfte* könnten durch eine spezielle Diät (Dinkelgetreide, Kastanien usw.) ausgeglichen werden. Darüber hinaus empfahl die Äbtissin einen ausgeglichenen Tagesablauf (genügend Schlaf, viel Bewegung, mäßiges Essen usw.). Regelmäßiges Heilfasten sollte den Körper *entgiften*, den Menschen von Lastern befreien und Zeit für Gott eröffnen. Auch Schwitzbädern (Sauna) und heißen Thermalbädern sprach Hildegard eine entgiftende Funktion zu. Neben damals bekannten Heilpflanzen setzte sie auf den Einsatz von Edelsteinen, denen sie heilkräftige Wirkung zusprach.

Fazit

Einige Empfehlungen der Hildegard von Bingen (Bewegung, Schlaf, Fasten, Berücksichtigung von Seele und Geist) wirken sich nachgewiesenermaßen positiv auf die Gesundheit aus, andere Konzepte (*Säftelehre*, Entgiftung durch Wärme, Heilung durch Edelsteine) sind offensichtlich magisch und von dem damals begrenzten Wissensstand geprägt. Von diesen Therapieformen sollte abgesehen werden, da sie bei ernsthaften Krankheiten nicht wirklich helfen können und weil sie Vertrauen auf übernatürlich-magische Kräfte fordern.

Homöopathie

Stammvater der Homöopathie (von griechisch *ho moios pathos* = ähnliche Krankheit) ist der Arzt Christian Friedrich Samuel Hahnemann (1755–1843). Nach der von ihm entwickelten Theorie sollen alle Substanzen gegen die Krankheitssymptome wirksam sein, die sie bei gesunden Menschen verursachen (*similia similibus curentur*). In langwieriger *Arzneimittelprüfung* werden gesunden Menschen unterschiedliche pflanzliche, tierische und mineralische Substanzen verabreicht und deren körperliche und psychische Reaktionen beobachtet. Diese Symptome werden in Verzeichnissen (*Repertorien*) festgehalten und gelten als Maßstab dafür, bei welchen Krankheitssymptomen die entsprechenden Substanzen verabreicht werden sollten.

Seine Theorie veröffentlichte Hahnemann in seinem Hauptwerk »Organon der rationellen Heilkunde« (1810/ab der zweiten Auflage 1819 »Organon der Heilkunst«). In seinem ersten Band der »Chronischen Krankheiten« behauptete er, diese Krankheiten gingen ausnahmslos auf drei Urübel, sogenannte *Miasmen*, zurück, die Hahnemann *Psora*, *Sykosis* und *Syphilis* (Krätze, Feig- oder Feuchtwarzen und Syphilis) nannte. Alle Erkrankungen könnten durch die regelmäßige Einnahme von Sulfur (Schwefel – gegen Psora), Thuja (gegen Sykose) und Mercurius (Quecksilber – gegen Syphilis) behandelt werden.

Später ging Hahnemann dazu über, immer höhere *Potenzierungen* (Verdünnungen) zu verschreiben. Schließlich sprach er den sogenannten *Hochpotenzen* eine außergewöhnliche Heilkraft zu, da in ihnen nur noch die reine geistige Heilkraft wirksam werde. Es sollte genügen, an der höchstverdünnten Medizin zu riechen oder das Arzneifläschchen in der Hand zu halten, um gesund zu werden.

Das Prinzip der homöopathischen Verdünnungen geht davon aus, dass die Wirksamkeit eines Medikaments prinzipiell mit zunehmender Verdünnung erhöht wird. Die Intensivierung der Wirksamkeit hänge mit einer intensiven *Verschüttelung* von Medikament und Trägersubstanz (Traubenzucker/Alkohol) zusammen. Die Prozedur wurde daher *Dynamisieren* und das Produkt *Potenz* genannt. Niederpotenzen sind Verdünnungen bis D 12 (1: 1 000 000 000 000), bei denen eine biochemische Wirkung noch angenommen werden kann. Bei sogenannten *Hochpotenzen* (sehr starken Verdünnungen, z. B. D 30 oder C 200) ist im entsprechenden Medikament rein rechnerisch kein einziges Molekül der Ausgangssubstanz mehr enthalten (*Loschmidtzahl* oder *Avogardro-Konstante*).

Um ein Arzneimittel zu finden, geht die Homöopathie nach der von Hahnemann aufgestellten *Ähnlichkeitsregel* vor. Diese besagt, dass ein Medikament, das bei einem Gesunden bestimmte Symptome erzeugt, eine Krankheit, die dieselben Symptome hervorruft, heilen kann. Dem Ähnlichkeitsprinzip entsprechend soll eine fiebrige Erkrankung beispielsweise mit einem Fieber erzeugenden Mittel in geringer Dosis behandelt werden. Folglich könnten auch ganz unterschiedliche Krankheiten, die ähnliche Symptome hervorrufen, mit dem gleichen homöopathischen Medikament effektiv bekämpft werden. Die Homöopathie geht davon aus, dass es sich allgemein bei Krankheitssymptomen um eine sinnvolle Gegenreaktion des Körpers handele, die zu verstärken sei, um eine Genesung herbeizuführen.

Um seinem Patenten das für ihn geeignete Medikament verschreiben zu können, erstellt der Homöopath eine detaillierte *Anamnese* (zu diagnostischen Zwecken durchgeführte Befragung über Krankheitssymptome, soziale Beziehungen, Vorlieben usw.). Nach dem homöopathischen Prinzip des individuellen Krankheitsbildes (*Konstitutionslehre*) werden die Patienten in *Arznei-Reaktionstypen* eingeteilt (z. B. Schnupfen mit Fieber, Schnupfen ohne Fieber, Schnupfen mit Appetitlosigkeit, Schnupfen ohne Appetitlosigkeit, Schnupfen mit Kälteempfinden usw.). Es gilt das Medikament als am geeignetsten, bei dem sich möglichst viele Symptome mit den Beobachtungen des gesunden Arzneimitteltesters decken.[21]

Krankheit geht nach homöopathischen Vorstellungen auf die Störung der menschlichen *Lebensenergie* zurück: »Wenn der Mensch erkrankt, so ist ursprünglich nur diese geistartige, in seinem Organismus überall anwesende, selbsttätige *Lebenskraft* (*Lebensprinzip*) durch den dem Leben feindlichen, dynamischen Einfluss eines krankmachenden Agens verstimmt; nur das zu einer solchen Innormalität verstimmte *Lebensprinzip* kann dem Organismus die widrigen Empfindungen verleihen und ihn so zu regelwidrigen Tätigkeiten bestimmen, die wir Krankheit nennen.«[22] Durch geistig aufgeladene (*dynamisierte*) homöopathische Medikamente soll die energetische Lebenskraft des Menschen neu stimuliert werden.

Fazit

Gemessen an den medizinischen Therapien des frühen 19. Jahrhunderts bedeutete die Homöopathie einen eindeutigen Fortschritt. Der Einfluss der Selbstheilungskräfte des Organismus und der verschiedensten Lebensbereiche auf das Wohlbefinden werden von der Homöopathie zu Recht hervorgehoben. Andererseits ist die Homöopathie untrennbar mit einem magischalchemistischen Welt- und Menschenbild verbunden. Ihre Grundannahmen stehen im Gegensatz zu christlich-biblischen Vorstellungen von Krankheit und Gesundheit. Dem gegenwärtigen Stand der Wissenschaft widersprechen sowohl das Prinzip der Potenzierung als auch das Simile-Prinzip und die Vorstellung einer verstimmten Lebenskraft als Krankheitsursache. Wissenschaftliche Studien konnten bislang keine über den Placebo-Effekt hinausgehende medizinische Wirksamkeit belegen.

Homotoxikologie

In den 1950er Jahren entwickelte der homöopathische Arzt Hans-Heinrich Reckeweg seine sogenannte *Homotoxikologie*. In dieser *»Menschengiftlehre«* definierte er Krankheit als *Giftabwehrvorgang*. Die nach seiner Ansicht für den Menschen schädlichen Stoffe (körpereigene und körperfremde) werden als *Homotoxine* bezeichnet. In Schweinefleisch beispielsweise vermutete er das *»Sutoxin«*.

Die *Homotoxine* sind laut Reckeweg für zahlreiche Krankheiten verantwortlich. Nach homöopathischen Regeln potenzierte *Homotoxine* heilen angeblich die durch denselben Stoff verursachten Krankheiten. Die nach Reckewegs Rezeptur hergestellten Präparate sollen eine Wirkungsumkehr der schädlichen *»Toxine«* erreichen, indem sie im Körper *antihomotoxische* Stimulationseffekte auslösen. Begleitet wird die Therapie durch eine spezielle Diät, zu der das strikte Verbot von Alkohol, Kaffee, Tee und allen konservierten Lebensmitteln gehört. Auch bei akuten Erkrankungen wird der Einsatz von Antibiotika und Chemotherapie strikt abgelehnt.

Fazit

Reckewegs »Vorstellungen beruhen… nicht auf aussagekräftigen Untersuchungen, sondern auf Einzelbeobachtungen und Spekulationen.«[23] Die Grundkonzepte der Homotoxine und der Homöopathie widersprechen dem gegenwärtigen medizinischen Wissensstand. Wissenschaftliche Studien konnten bislang keine über den Placebo-Effekt hinausgehende medizinische Wirksamkeit belegen.

Hydrotherapie

Schon in der griechischen und römischen Antike wurden kalte Bäder in Zusammenhang mit Gymnastik empfohlen um die körpereigenen Widerstandskräfte zu stärken. Johann Siegmund Hahn (1696–1773), Vincenz Prießnitz (1799–1851) und Sebastian Kneipp (1821–1897) förderten die systematische Erforschung und Anwendung von Bädern, Wickeln und Güssen.

Wasseranwendungen wirken durch die starken Reize beim Wechsel zwischen kalt und warm. Durch Wasserdruck und Auftrieb werden Stoffwechsel und Durchblutung angeregt, sowie Schmerzen und Verspannungen gelindert und Wasseranwendungen verstärken die Aktivität der Hypophyse und der Nebennierenrinde und wirken ausgleichend auf das Nervensystem. Außerdem kann der Körper über die Haut schädliche Stoffe ausscheiden und heilsame Substanzen aufnehmen (Kräuter, Öle, Essenzen). So wirken die Badezusätze von Fichtennadeln schmerzlindernd und durchblutungsfördernd, Schafgarbe entzündungshemmend und krampflindernd oder Melisse beruhigend und Schlaf fördernd.

Dampfbäder und Sauna sind entschlackend. Der anschließende kalte Guss regt Kreislauf und Stoffwechsel an. Kaltbäder (bis 27 Grad) verstärken die Durchblutung der inneren Organe und des Gehirns. Hautwarme Bäder (35 Grad) senken den Blutdruck und führen zu Entspannung. Warmbäder (39 Grad) steigern den Stoffwechsel. Fußwechselbäder helfen gegen Krampfadern, Verstopfung und Bluthochdruck. Kalte Wickel entziehen dem Körper Wärme und wirken dadurch fiebersenkend und entzündungshemmend.

Fazit
Nachgewiesenermaßen kann hoher Blutdruck mithilfe regelmäßiger Kaltwasserbäder nachhaltig gesenkt werden. Regelmäßige Saunagänge und Wechselbäder schützen vor grippalen Infekten und stärken die körpereigenen Abwehrkräfte.

Hypnotherapie
Berichte hinduistischer Meditationspraktiken aus dem 2. Jahrtausend v. Chr. und medizinischer Anwendungen aus dem Alten Ägypten und aus Griechenland erwähnen die heilende Wirkung hypnoseähnlicher Anwendungen. In der Neuzeit widmete sich

Franz Anton Mesmer (1734–1815) der Hypnose und interpretierte sie als eine Art Magnetismus. Für das 19. Jahrhundert sind aus England über 300 Operationen dokumentiert, die ausschließlich unter hypnotischer Analgesie (Betäubung) durchgeführt wurden.

Die moderne Hypnotherapie geht auf den amerikanischen Arzt Milton H. Erickson (1901–1980) zurück. Dem an Polio (Kinderlähmung) erkrankten Erickson gelang es durch intensive Konzentrationsübungen sein Körpergefühl wiederzugewinnen. Die von ihm entwickelte Therapie will den Menschen durch Suggestion in einen Trancezustand versetzen. In diesem Zustand zwischen Schlafen und Wachen denkt der Mensch nicht logisch analytisch, sondern eher in Bildern und hat zu seinen Wahrnehmungen andere Assoziationen als im Wachzustand. Blutdruck, Herzschlag- und Atemfrequenz sinken, der Körper entspannt sich, bestimmte Gehirnareale sind nur bedingt aktiv, die Pupillen sind geöffnet, die Schreckreaktion ist vermindert, der Patient ist plötzlich sprechfaul. Gegenüber Schmerzen ist er weitgehend unempfindlich. Er hat kein gewöhnliches Zeitempfinden mehr.

Der durch einschläfernde Musik, Düfte, Medikamente oder optische Reize vorbereitete Patient kann Information aufnehmen, abspeichern und später reaktivieren. Die aufgenommenen Eindrücke werden nicht intellektuell gefiltert und verarbeitet, sondern als unterbewusste Information im Gedächtnis verankert. Während des Trancezustands spricht der Therapeut eher subtil und unklar, sodass der Patient die eigentliche Bedeutung der Worte nicht sofort erkennt und möglicherweise abwehren kann. Der Therapeut benutzt Anekdoten und Metaphern (Bilder), mit denen sich der Patient im Wachzustand unbewusst auseinandersetzt. In Gesprächen während der Trance bestätigt der Therapeut zuerst die Empfindungen des Patienten (z. B. »Es tut wirklich weh!«), um jede mentale Abwehr aufzulösen. Dann werden neue Gedanken eingepflanzt (z. B. »Wahrscheinlich hören die Schmerzen bald auf!«). Ferner wird der Patient aufgefordert gewohnte Denkmuster zu durchbrechen (z. B. bei Kopfschmerzen nicht zu denken: »Der Tag ist gelaufen!«, sondern: »Die Schmerzen werden vorübergehen!«).

Fazit

Bei Schmerzen, Ängsten, Phobien, Depressionen, Süchten usw. sind Erfolge der Hypnotherapie zu verzeichnen, die bislang allerdings nur durch wenige, statistisch begrenzt aussagekräftige Studien gestützt werden. Nicht unproblematisch ist die Hypnose, weil sich der Patient der unreflektierten Beeinflussung durch den Therapeuten öffnet, wobei er später nicht mehr zwischen seiner eigenen realen Erinnerung und der suggerierten Erinnerung unterschieden kann. Inhalte der Suggestion können auch Werte, Ziele und bewusste Entscheidungen des Patienten beeinflussen, ohne dass dieser die Möglichkeit hat diese Manipulation als solche zu erkennen und sich dagegen zu wehren.

Kältetherapie

Bereits im 16. Jahrhundert behandelte der Arzt Paracelsus (1493–1541) Entzündungen mit Kälte. Ein Gerstenkorn am Auge wurde bis ins 20. Jahrhundert mit dem gekühlten Rücken eines Messers behandelt. Bei Blinddarmreizungen und chronischen Gelenkerkrankungen wurden Eisbeutel auf die entsprechenden Stellen gelegt. Kalte Wadenwickel bewirken eine Blutverlagerung im Körper, die sich bei Schlafstörungen oder Kopfschmerzen positiv auswirken kann.

Der schmerzlindernde Effekt von Kälte beruht auf der Verlangsamung von Nervensignalen und der eingeschränkten Ausschüttung Schmerz auslösender Substanzen. Durch Kälte werden die Schmerzrezeptoren in der Haut in ihrer Erregbarkeit gehemmt. Kühlung kann die Menge hormoneller Entzündungsmediatoren bis um 50 Prozent reduzieren. Kälte lässt durch Flüssigkeitsansammlung geschwollenes Gewebe abschwellen.

Eine Sonderform der Kälteanwendung ist die *Kryptotherapie*. Gasförmiger Stickstoff (-180 Grad) wird auf die Haut geblasen und bewirkt Erleichterung bei Gelenkerkrankungen, Hexenschuss, Ischias, rheumatischen Erkrankungen, Neurodermitis und Schuppenflechten. In der *Kryptochirurgie* werden mithilfe gekühlter Metallsonden Warzen, Muttermale, Basalzellkarzinome oder Hämorrhoiden entfernt.

Fazit
Die Wirksamkeit der Kältetherapie ist in zahlreichen Studien belegt und sie ist in der Praxis etabliert.

Kranosakraltherapie/Cranio Sacral Therapie

Im Gegensatz zur damaligen und heutigen medizinischen Erkenntnis, dass die Schädelknochen beim erwachsenen Menschen fest miteinander verwachsen sind, ging der amerikanische Osteopath William Garner Sutherland (1873–1954) davon aus, dass die Schädelknochen nur lose miteinander verbunden seien. Durch das rhythmische Pulsieren der Hirnflüssigkeit (*Liquor cerebrospinalis*) befänden sich die Schädelknochen in beständiger Bewegung. Die pulsierende Hirnflüssigkeit wiederum stehe in direktem Bezug zu Organen, Körperfunktionen und emotionalen Empfindungen. Körperliche Krankheiten und seelische Probleme könnten so durch Manipulationen der Schädelknochen therapiert werden. Krankheiten werden auch als Störungen des körpereigenen *Energieflusses* betrachtet.

Der amerikanische Arzt John E. Upledger (1983) entwickelte diese Gedanken weiter. Demnach bilde die pulsierende Hirnflüssigkeit ein kraniosakrales System, das sich ähnlich dem Herzen oder der Lunge rhythmisch bewege. Mit sechs bis zwölf Zyklen pro Minute pulsiere der Liquor zwischen dem Gehirn und dem übrigen Nervensystem. Das Kraniosakralsystem steht nach Upledger in enger Verbindung mit dem Muskel- und Skelettsystem, dem Blutkreislauf, dem Lymph- und dem Hormonsystem. Anomalien im Kraniosakralsystem hätten deshalb notwendig eine Auswirkung auf das Funktionieren aller anderen Körpersysteme und damit auf die Gesundheit des Menschen. Manipulationen am Schädel könnten demnach durch die Harmonisierung des Kraniosakralsystems alle körperlichen und seelischen Funktionen beeinflussen.

Fazit

Die physischen Grundlagen der *Kraniosakraltherapie* müssen aus wissenschaftlicher Sicht als falsch angesehen werden. Weder sind die Schädelknochen nur locker miteinander verbunden, noch ist objektiv ein rhythmisches Pulsieren der Hirnflüssigkeit feststellbar. Unmittelbare Verbindungen zwischen pulsierendem Liquor und Fehlfunktionen anderer Köpersysteme oder der menschlichen Psyche sind nicht nachweisbar. Wissenschaftliche Untersuchungen können eine über den Placebo-Effekt (durch Scheinmedikament erreichte Besserung) hinausgehende medizinische Wirkung der *Kraniosakraltherapie* nicht belegen. Wer nicht an das theoretische System dieser Therapie glaubt sollte auf deren Einsatz verzichten.

Logotherapie

Für den österreichischen Psychiater Viktor E. Frankl (1905–1997) lag die Ursache zahlreicher psychischer Erkrankungen im Verlust einer positiven Lebensperspektive, eines Lebenssinns. Als geistiges Wesen sei der Mensch in der Lage in jedem Ereignis seines Lebens einen positiven Sinn zu erkennen. Gelänge ihm das nicht, befalle ihn ein Gefühl innerer Leere, das zu psychischen Erkrankungen, Ängsten, Süchten und Kriminalität führen könne. Psychisches Leid und eine feindselige soziale Umwelt könnten den gesunden seelischen Kern des Menschen verschütten. Wer trotz körperlicher oder psychischer Krankheit wieder einen Sinn im Leben finde, werde gesund.

Durch die Logotherapie soll der Patient seinen verschütteten positiven Kern wiederentdecken. Das Ziel ist, dass er lernt, sich liebevoll anzunehmen und eine freundliche, fürsorgliche Haltung sich selbst gegenüber einzunehmen. Im Gespräch stellt der Therapeut die negative Lebenseinstellung des Patienten infrage. Tics oder befürchtete Reaktionen (z. B. Schlaflosigkeit, Prüfungsangst) werden bewusst gesucht oder erzeugt, um ihnen die Bedrohlichkeit zu nehmen. Andere Symptome werden positiv umgedeutet (z. B. Magersucht als große Genügsamkeit), um die negative Einstellung des Menschen zu sich selbst zu überwinden. Ferner lenkt der Therapeut die Gedanken des Patienten auf positive Zukunftspläne oder geliebte Personen. Außerdem soll der Patient lernen, seine Gefühle sprachlich auszudrücken, um sie dann im philosophischen oder religiösen Gespräch zu verarbeiten.

Fazit
Die Logotherapie hebt den wichtigen Zusammenhang zwischen Lebenssinn und psychischer Gesundheit bzw. allgemeinem Wohlbefinden hervor. Physische und psychische Leiden können durch das Finden und Einbeziehen eines tragfähigen Lebenssinns gelindert werden. Veränderungen im Denken allein lösen tiefere physische und psychische Probleme zumeist nicht wirklich. Aus christlicher Sicht kann es einen echten Lebenssinn ohne Gott allerdings nicht geben, weshalb eine vom Glauben losgelöste Logotherapie in der Gefahr steht Scheinsinn hervorzubringen, der einer echten Belastung nicht standhält.

Magnetfeldtherapie (MFT)/Magnetresonanztherapie/Resonante Informationstherapie/Pulsierende Signaltherapie

Das Phänomen des Magnetismus war schon den alten Chinesen, Ägyptern, Griechen und Römern bekannt. Sie setzten Magnete auch zu Heilungszwecken ein, zumeist in Verbindung mit einem magischen Weltbild. Magnetfeldtherapeuten gehen davon aus, dass der menschliche Körper über ein eigenes magnetisches Kraftfeld verfügt, dessen Zustand in direkter

Verbindung mit zahlreichen Krankheiten steht. Insbesondere das Gehirn, das Herz und andere innere Organe sollen durch elektrische *Schwingungen* für dieses Magnetfeld verantwortlich sein. Von außen zugeführte pulsierende oder statische Magnetfelder stimulieren angeblich über die Nervenbahnen den Organismus so, dass er die körpereigenen *Schwingungen* reguliert und das *bioenergetische Gleichgewicht* wiederherstellt. Außerdem rege das künstliche Magnetfeld den Zellstoffwechsel an, steigere die Durchblutung und verbessere die Sauerstoffaufnahme.

Fazit
Zweifellos wirken Magnetfelder auf den Organismus. Die Steigerung der Hauttemperatur, die Erhöhung der Atemfrequenz, eine Verstärkung der Durchblutung und die Entspannung der Muskulatur nach einer Magnetfeldtherapie lassen sich eindeutig messen. Die Rückführung von Krankheiten auf ein gestörtes körpereigenes Magnetfeld ist aber weitgehend spekulativ. Abgesehen von Verbesserungen bei Wundheilungen, Durchblutungsstörungen und Arthrosen lassen sich durch wissenschaftliche Studien medizinische Heilungen, die über den Placebo-Effekt hinausgehen, nicht nachweisen.

Makrobiotik
Der Ursprung der Makrobiotik liegt in der altchinesischen Philosophie des Konfuzius (551–479 v.Chr.) und des Taoismus. Durch eine spezielle Ernährung, Meditation, Fasten und Körperübungen soll ein Leben im Gleichgewicht von *Yin* und *Yang* erreicht werden. Ende des 19. Jahrhunderts vertrat der japanische Arzt Sagen Ishizuka (1850–1910) die Ansicht, viele Gesundheitsstörungen ließen sich mit Vollkorngetreide und Gemüse ausheilen, das nach seinen Yin- und Yang Aspekten ausgewählt werden müsse.

Anfang des 20. Jahrhunderts entwickelte der Schriftsteller George Oshawa (1893–1966) nach der Selbstheilung seiner

Tuberkulose die *Makrobiotik*. Demnach entstehen Gesundheit und Harmonie von Körper und Geist, wenn sich *Yin* und *Yang* die Waage halten. Zu viel *Yin* könne z. B. Depressionen und Erschöpfung verursachen, zu viel *Yang* Verspannung und Nervosität. Makrobiotische Ernährung soll eine ausgewogene Zufuhr von *Yin* und *Yang* gewährleisten oder im Krankheitsfall zum Ausgleich der spirituellen Energien beitragen (vgl. TCM). Zucker, Kaffee, Alkohol, Milch und Sahne beispielsweise werden in diesem Zusammenhang Yin-Qualität zugesprochen, Fleisch, Fisch, Eier und Käse hätten vor allem Yang-Qualität. Vollkorngetreide, frisches Obst, Nüsse, Keimlinge, Blattgemüse und Hülsenfrüchte verfügten schon in sich über ein ausgewogenes Verhältnis von Yin und Yang. Darüber hinaus behauptete Oshawa, der menschliche Körper könne Vitamin C selber herstellen und könne bestimmte Mineralstoffe in andere umwandeln (z. B. Natrium in Kalium). Außerdem empfahl er so wenig wie möglich zu trinken. Gegen einen starken Salzkonsum hatte er nichts einzuwenden.

Fazit

Fasten, Vollkornprodukte, frisches Obst und Gemüse sind für eine gesunde Ernährung durchaus zu empfehlen, haben mit einer *Yin-Yang*-Zuordnung aber nichts zu tun. Die weitgehende Meidung von Fisch, Eiern oder Flüssigkeit hingegen ist gesundheitlich bedenklich. Auch wenn sich die gegenwärtige *Makrobiotik* von den wissenschaftlichen Irrtümern Oshawas teilweise distanziert (z. B. Selbstherstellung von Vitamin C, hoher Salzkonsum), beruht die Therapie auch weiterhin nicht auf wissenschaftlich nachvollziehbaren Prinzipien, sondern auf einem konfuzianistisch-taoistischen Weltbild. Ohne die religiösen Annahmen von Yin, Yang und Qi ist Makrobiotik nicht anwendbar. Keinesfalls sollte davon ausgegangen werden, dass durch Makrobiotik alle Krankheiten geheilt werden könnten, wie Therapeuten es immer wieder versprechen.

Massagetherapie

Erste schriftliche Hinweise auf Heilmassagen sind ca. 4500 Jahre alt und stammen aus China. Auch im Alten Ägypten, in Griechenland und Rom hielten die Ärzte viel von Massagen. Massagen wirken durchblutungssteigernd, Muskeltonus regulierend, venen- und lymphflussanregend, stoffwechselverbessernd und schmerzlindernd. Außerdem können Narben und Gewebeverklebungen gelockert sowie psychische Entspannung und subjektives Wohlbefinden vermittelt werden. Massagen helfen Fehlhaltungen zu korrigieren und Verspannungen zu lösen. Durch Streichen, Kneten, Rollen, Walken, Reiben, Klopfen und Vibration werden unterschiedliche Körperareale und Gewebetiefen stimuliert.

Fazit

Offensichtlich wirken mechanische Massagen positiv auf das allgemeine Wohlbefinden. Bei zahlreichen Krankheiten sind eindeutige Besserungen aufgrund physikalischer Einwirkungen nachweisbar. Esoterische Massagen (z. B. Fußreflexzonenmassage/Kraniosakraltherapie), zielen auf keine positive physische Wirkung im Körper ab, sondern auf die Stimulierung oder Harmonisierung philosophisch-religiöser Energien. Solche Massagen sind aus medizinischer Sicht von zweifelhaftem Wert.

Mikrobiologische Therapie/Symbioselenkung

Im Darm findet sich ein fein aufeinander abgestimmtes Gleichgewicht verschiedener Bakterien, das durch falsche Ernährung, übermäßigen Gebrauch von Abführmitteln oder Medikamente (z. B. Antibiotika, Kortison, Antibabypille) gestört werden kann. Während der mikrobiologischen Behandlung werden dem Patienten erst für kurze Zeit abgetötete Bakterien und dann für drei Monate Präparate mit Lebendbakterien verabreicht (Enterokokken, Laktobakterien, Bifidobakterien, später noch Kolibakterien). Begleitend werden Fasten, Sauerstoffbehandlung und Homöopathika empfohlen. Die Methode soll gegen Durchfall, Müdigkeit, Kopfschmerzen, Darmpilzbefall, Akne, Allergien usw. helfen.

Fazit

Bakterien im Darm erfüllen eine wichtige Aufgabe bei der Verarbeitung und Aufschlüsselung der Nahrung. Ist die Darmflora geschädigt, siedeln sich die nötigen Bakterien normalerweise nach einiger Zeit von alleine wieder an. Der Wert einer mikrobiologischen Behandlung ist wissenschaftlich nicht gesichert. Der weitgesteckte Anspruch Erkrankungen zu heilen, die in keinem direkten Bezug zum Darm stehen, muss als höchst spekulativ angesehen werden.

Misteltherapie

Keltische Priester schlugen Kranke mit Mistelzweigen, wodurch bestimmte Wirkstoffe der Pflanze durch die Haut aufgenommen wurden. Im Mittelalter wurden Misteln als Tee zubereitet und zur Behandlung von Verdauungsbeschwerden, Herzleiden und Gicht eingesetzt. Rudolf Steiner, Gründer der Anthroposophie, forcierte den Einsatz der Mistel zur Behandlung von Krebs. Seiner Auffassung nach wird Krebs dadurch verursacht, dass der Ätherleib (nach anthroposophischer Lehre eine geistige Komponente des Menschen) dominiert. Die Mistel soll andere Anteile des Menschen stärken und so zur Rückbildung von Tumoren führen.

Unabhängig davon haben medizinische Forschungen nachgewiesen, dass die Ribonukleinsäuren der Mistel die Abwehrzellen des menschlichen Immunsystems stimulieren und dass Mistellektine und Viskotoxine der Pflanze zelltötende Wirkungen haben.

Fazit

Obwohl ein gewisser stabilisierender und immunkraftstärkender Einfluss nachgewiesen wurde, ist es eher zweifelhaft, dass

Mistelpräparate eine tumorhemmende oder gar lebensverlängernde Wirkung haben. Wenn überhaupt, sehen bisherige Studien eine eher geringe Wirksamkeit. Der stark weltanschaulich geprägte Hintergrund der Beeinflussung der *Ätherseele* (Anthroposophie) ist in höchstem Maße spekulativ und steht im Widerspruch zu einem christlichen Menschenbild.

Musiktherapie

Musik wird in fast allen Religionen und Kulturen der Welt benutzt, um Empfindungen des Menschen zu beeinflussen. Im Schamanismus versetzen sich der Medizinmann und die Teilnehmer der Zeremonie durch rhythmisches Trommelschlagen in Trance, um Kontakt mit den Geistern aufzunehmen. Bereits bei Säuglingen im Mutterleib beruhigt sich der Herzschlag durch bestimmte Musikstücke. Musik in Zahnarztpraxen soll die Angst der Patienten mindern. Filmmusik verstärkt beim Betrachter Gefühle, die der Regisseur in diesem Abschnitt seiner Handlung erzeugen will. Wer sich in eine bestimmte Stimmungslage bringen oder die momentanen Empfindungen verstärken will, kann sich Musik aussetzen, deren Rhythmus, Melodie, Lautstärke oder Tonart Freude, Trauer oder Spannung fördert. Ruhige Musik, die dem menschlichen Herzschlag entspricht, beeinflusst den elektrischen Hautwiderstand, den Puls und die Atmung.

Während der Musiktherapie kann der Patient durch freies Musizieren seinen unterdrückten Gefühlen (Freude, Angst, Wut, Trauer) Ausdruck verleihen, sodass er sich nach der Sitzung befreiter und entspannter fühlt. Dafür eignen sich einfache Instrumente wie Triangel, Xylophon oder Rasseln, die nicht lange erlernt werden müssen. Psychische Probleme, die mit Kontakt- oder Beziehungsstörungen zu tun haben, können durch gemeinsames Musizieren gemildert werden.

Fazit

Die Beeinflussung menschlicher Stimmung durch entsprechende Musik ist allgemein bekannt. Mehrere medizinische

Studien belegen eindeutige Besserungen bei Depression, Schizophrenie, Demenz, Schmerzen usw. Bei schwerwiegenden psychischen oder physischen Erkrankungen kann Musiktherapie sinnvoll nur begleitend eingesetzt werden. Im Alltag beeinflusst ausgewählte Musik Stimmung und Wohlbefinden eines Menschen deutlich. Der esoterisch motivierte Versuch, die menschliche Persönlichkeit oder eine schwere körperliche Erkrankung mit spezieller Musik heilen zu wollen muss jedoch als illusionär betrachtet werden.

Ordnungstherapie

Ordnungstherapeuten wollen möglichst die gesamte Lebensführung des Patienten in die Behandlung einbeziehen, auch seelische und geistliche Aspekte. Der Begriff Ordnungstherapie wurde durch den schweizerischen Arzt Maximilian Bircher-Brenner (1867–1939) geprägt. Darunter verstand er eine ausgewogene Ernährung, den regelmäßigen Aufenthalt an der Sonne und in frischer Luft, regelmäßige körperliche Bewegung, einen geordneten Tagesablauf und ein gesundes Seelenleben. Später wurden die Elemente der Ordnungstherapie weiter ausdifferenziert: vitamin- und mineralstoffreiche Nahrung, altersentsprechende Gymnastik, regelmäßiger Kontakt mit Licht, frischer Luft und kaltem Wasser, regelmäßige Essenszeiten und Bettruhe, ausreichende Erholung, bewusste Atmung, Vermeidung von Umweltschadstoffen (kein Alkohol oder Nikotin), wenig synthetische Medikamente, Bewusstwerdung seelischer Bedürfnisse, Beschäftigung mit Kunst und Musik, Pflege zwischenmenschlicher Kontakte, Reflexion eigener Glaubenssätze, Klarwerdung von Lebenssinn und Lebensziel.

Fazit

Die Berücksichtigung zahlreicher körperlicher, seelischer und geistiger Faktoren entspricht einem ganzheitlichen Menschenbild. Zuweilen werden allerdings fremdreligiöse und ideologische Elemente in die Ordnungstherapie integriert (z. B.

Ayurveda, Akupunktur, Yoga). Eine der Ordnungstherapie entsprechende Lebensweise wirkt insbesondere vorbeugend und gesundheitserhaltend. Krankmachende Gewohnheiten und Denkweisen können erkannt und vermieden werden. Bei akuten Erkrankungen ist die Ordnungstherapie höchstens begleitend zu empfehlen.

Osteopathie

Der amerikanische Arzt Andrew Taylor Still (1828–1917) entwickelte ein Gesundheitssystem, das die Einheit von Körper, Seele und Geist voraussetzt und die Selbstheilungskräfte des Menschen mobilisieren will. Er ging davon aus, dass der Zustand der Organe in direkter Verbindung mit der Beweglichkeit des Knochengerüsts, insbesondere der Wirbelsäule steht. Bewegungseinschränkungen (*Restriktion*) führen demnach zu organischen Problemen und umgekehrt führen Fehlfunktionen innerer Organe (*Läsion*) zu einer Beeinträchtigung des Knochengerüsts. Mithilfe verschiedener Massage- und Manipulationstechniken sollen *»Gelenkblockierungen«* aufgehoben und Krankheiten geheilt werden.

Die Osteopathie besagt ferner, dass Gehirn und Rückenmark rhythmische Eigenbewegungen vollziehen, die in den ganzen Körper weitergeleitet werden. Der Osteopath kann angeblich diese Schwingungen spüren und mögliche Störungen ausgleichen (*kraniosakrale Technik*). Darüber hinaus glaubt die Osteopathie an *»Energiestaus«*, die infolge von Unfällen oder psychischen Traumen zu körperlichen Problemen führen könnten. Der Therapeut soll nach Prinzipien der Traditionell Chinesischen Medizin diese *»Energiestaus«* auflösen können. Osteopathie will über den Körper auch Seele und Geist des Menschen heilen.

Fazit

Laut einem Großteil der bisher durchgeführten Studien bewirkt die Osteopathie keine objektiv nachvollziehbare Heilung. Diagnose und Therapie sind ganz abhängig von der subjektiven Beurteilung des Therapeuten. Das Behandlungskonzept ist aus wissenschaftlicher Sicht nicht nachvollziehbar. Die primäre Annahme, der vom Gehirn ausgehenden pulsierenden Bewegungen, ist naturwissenschaftlich nicht nachweisbar. Bei der Osteopathie handelt es sich um eine unsichere und spekulative Heilmethode. Ihre Grundannahmen stehen im Widerspruch zu einem christlichen Weltbild.

Phytotherapie/Pflanzenmedizin

Schon auf Keilschrifttafeln der Sumerer (4000 v. Chr.), in Indien, China und Tibet finden sich zahlreiche Hinweise auf den medizinischen Einsatz von Pflanzen. Ein Großteil der mittelalterlichen Klostermedizin beruht auf der Verwendung von Blättern, Wurzeln, Samen und Rinden. Ab dem Jahr 1500 erschienen mehrere bedeutsame Kräuterbücher (z. B. von Otto Brunfels, Leonhart Fuchs und Theophrastus Paracelsus). In der damals dominierenden *Signaturenlehre* ordnete man äußeren Merkmalen einer Pflanze ihre hypothetische Heilwirkung zu: Walnuss für das Gehirn, Disteln gegen Seitenstechen oder rote Blüten für die Blutbildung.

Heute verschreiben die meisten niedergelassenen Ärzte auch pflanzliche Präparate, von denen mehr als 23000 erhältlich sind. Kräuter werden als Teeaufguss, als Abkochung, Kaltauszug, Tinktur, als ätherisches Öl, Sirup, Presssaft, Salbe oder Extrakt verabreicht.

Die meisten Pflanzen enthalten gesundheitsfördernde Vitamine, Mineralstoffe, Spurenelemente und Enzyme. Medizinisch verwendbare Pflanzensubstanzen (*Phytopharmaka*) wirken regulierend auf den menschlichen Körper: sie regen bestimmte körperliche Funktionen an (z. B. Harnausscheidung durch Brennnessel) oder dämpfen sie (Beruhigung durch Baldrian oder Melisse).

Beispielsweise helfen Arnika bei Prellungen und Wunden, Birke bei Blasenerkrankungen, Fenchel bei Blähungen, Fingerhut bei Herzschwäche, Holunder bei Erkältungskrankheiten, Knoblauch bei Bluthochdruck, Melisse bei Schlafstörungen und Nervosität, Schlüsselblume bei Kreislaufschwäche und Spitzwegerich bei Entzündungen der Atemwege.[24]

Gesundheitsfördernd für den Menschen sind insbesondere die über 8 000 bisher bekannten sekundären Pflanzenstoffe. Sie sind ein Teil des Immunsystems der Pflanze und wehren schädliche Einflüsse von UV-Strahlen, Kälte oder Feuchtigkeit ab. Sie schützen die Pflanze vor Bakterien, Pilzen und Parasiten.

Zu den sekundären Pflanzenstoffen gehören: schmerzstillende Alkaloide (z. B. Strychnin/Brechwurz, Morphium/Schlafmohn, Atropin/Tollkirsche oder Digitalis/Fingerhut), die Haut reizende ätherische Öle (z. B. in Minze, Thymian, Rosmarin, Kümmel), verdauungsanregende Bitterstoffe (z. B. von Artischocken oder Schöllkraut), die Haut schützende Gerbstoffe (z. B. in Eichenrinde oder Kurkuma), entwässernde Saponine (z. B. in Seifenkraut oder Ringelblume), die Schleimhäute schützende Schleimstoffe (z. B. in Leinsamen, Eibisch oder isländisch Moos), muskelstärkende Glykoside (z. B. in Fingerhut oder Maiglöckchen) und zellstabilisierende Flavonoide.

Fazit

Obwohl der Einfluss der zahlreichen pflanzlichen Stoffe auf den menschlichen Körper bisher nur ansatzweise erforscht ist, kann davon ausgegangen werden, dass echte Phytotherapie auf reelle biochemische Wirkungen zurückgeht.

Oftmals benötigt der Einsatz von Heilpflanzen Geduld, weil sich die Besserung erst nach einiger Zeit einstellt. Aufgrund der großen Zahl von Heilpflanzen und ihrer verschiedenen Inhaltsstoffe sollte man sich erst eingehend informieren, ehe Pflanzenmedikamente angewandt werden. Entgegen einem weitverbreiteten Vorurteil können Pflanzenpräparate auch massive Nebenwirkungen hervorrufen und können sogar tödlich sein. Johanniskraut beispielsweise verdrängt in hohen

Dosen andere Medikamente aus der Bindung an Bluteiweiße, woraufhin diese in höherer Konzentration frei im Blut vorkommen und den Körper schädigen können. Die zur Behandlung von Harnwegsinfekten häufig verordneten Bärentraubenblätterextrakte enthalten Benzolderivate, die in Verdacht stehen Leukämie auszulösen. Abgeraten werden sollte auch von dem bedenkenlosen Einsatz von »Wunderpflanzen«, die bei jeder Krankheit Hilfe bieten sollen (z. B. Aloe Vera, Teebaumöl). Zumeist handelt es sich um durchaus wirksame Präparate, die aber nur in einem engen Bereich sinnvoll verwendet werden können.

Homöopathie und Bachblütentherapie zählen nicht zur Phytotherapie, weil sie nicht durch die eigentlichen Pflanzenstoffe wirken sollen, sondern durch nicht greifbare *Schwingungen* und *Energien*. Wirksame pflanzliche Wirkstoffe sind in diesen Medikamenten zumeist nicht vorhanden.

Reflexzonenmassage

Die Reflexzonenmassage geht davon aus, dass die inneren Organe mit spezifischen Hautzonen in direkter Verbindung stehen. Diese Zonen werden vor allem an den Fußsohlen, aber auch in den Handflächen oder an den Ohrläppchen lokalisiert. Massagen dieser Hautzonen sollen dabei helfen Krankheiten zu diagnostizieren und sie zu therapieren. Schmerzen an diesen Stellen sollen auf eine Erkrankung des damit in Verbindung gebrachten Organs hinweisen. Die Massage der entsprechenden Fuß- oder Handflächen soll dann zur Heilung der damit spekulativ verbundenen Organe führen.

Fazit

Die Druckempfindlichkeit der *Headschen Zonen* lässt gewisse Rückschlüsse auf körperliche Erkrankungen und eine begrenzte Beeinflussung der entsprechenden Organe zu. Mit Reflexzonenmassage haben diese Beobachtungen allerdings nur wenig zu tun. Reflexzonenmassage ordnet willkürlich Organe und

Hautzonen einander zu. Eine wirkliche Verbindung zwischen Haut und dem betreffenden Organ ist nicht nachweisbar. Diese Methode beruht zumeist auf philosophisch-religiösen Denkvoraussetzungen wie der *Yin-Yang-Lehre* der chinesischen Medizin. Zwar tut eine Reflexzonenmassage physisch und psychisch gut, kann aufgrund ihrer spekulativen Philosophie aber nicht empfohlen werden.

Reiki

Einer Legende nach stieß der japanische Mönch Mikao Usui, Leiter einer christlichen Priesterschule in Kyoto, Ende des 19. Jahrhunderts zufällig auf ein 2 500 Jahre altes Manuskript. In den in Sanskrit verfassten Buddhi-Sutren (hinduistische Schrift über die Beziehung zwischen irdischer Materie und göttlich-geistiger Kraft) wurde angeblich erklärt, wie Menschen mittels Handauflegung *kosmische Energieströme* auf Patienten übertragen könnten. Usui meinte hierin die Methode gefunden zu haben, mit der Jesus Christus seine wundersamen Heilungen vollbracht hatte.

Nach Entdeckung des Manuskripts soll sich der Mönch zu einer dreiwöchigen Meditation auf den heiligen Berg Kuriyama zurückgezogen und per göttlicher Offenbarung die Methode des *Reiki* erfunden haben. Nach dem Tod Usuis 1926 wurde in Tokio eine erste private Reiki-Klinik eröffnet. 1980 übernahm eine in den USA gegründete Reiki-Organisation die weltweite Verbreitung der alternativen Heilmethode.

Reikitherapeuten führen Krankheiten auf gestörte *Energieverhältnisse* im menschlichen Körper zurück. Per Handauflegung übertrage der Reikimeister die kosmische *Lebensenergie Qi (Ki)* auf den Patienten, löse auf diese Weise *Energieblockaden* und bewirke Heilung. Dabei beeinflusse der Therapeut insbesondere die *Chakren* (Energiezentren des Ayurveda). Durch die ausgleichenden Effekte der universellen Lebensenergie soll der Patient eine *höhere Bewusstseinsstufe* erlangen. Außerdem werde durch diese Energieübertragung der Mensch *entgiftet* und von körperlichem, geistigem und seelischem *Ballast* gereinigt. Um *Qi-Energie* übertragen zu können, müsse ein Therapeut zuvor *»eingeweiht«* werden und eine Erweiterung seines spirituellen Bewusstseins erfahren.

Fazit

Diagnose und Therapie von *Reiki* sind untrennbar mit einem hinduistisch-buddhistisch-taoistischem Welt- und Menschenbild verbunden, das in deutlichem Gegensatz zu christlichen Auffassungen steht. Um Heilung zu erfahren müssen sich Therapeut und Patient auf dieses religiöse Gesundheitskonzept einlassen. Eine über den Placebo-Effekt hinausgehende medizinische Heilung ist durch wissenschaftliche Studien nicht nachweisbar.

Schüßler-Salze (Biochemie)

Unter der *»Biochemie nach Schüßler«* versteht man eine von dem Arzt Dr. Wilhelm Schüßler (1821–1898) nach homöopathischem Vorbild entwickelte Heilmethode. Schüßler vertrat die Auffassung, dass alle Krankheiten durch eine Störung des Mineralstoffwechsels bedingt seien. Heilung verspricht die *»Biochemie«* durch die Einnahme hochverdünnter Mineralsalze, die einerseits den Mineralstoffwechsel des Körpers ausgleichen und andererseits seine Selbstheilungskräfte stimulieren sollen. Die hochpotenzierten Präparate (vergleichbar mit D 6 bis D 30) werden dem Patienten oral oder als Salbe verabreicht.

Fazit

Ein direkter Zusammenhang zwischen den von Schüßler genannten Salzen und den zugeordneten Erkrankungen konnte bislang nicht nachgewiesen werden. Da Leitungswasser höhere Konzentrationen von Natrium, Kalium, Kalzium, Phosphat und Sulfaten enthält, als für die *Schüßlerschen Mittel* angegeben werden, sollten diese auch nicht effektiver als Leitungswasser sein. Wissenschaftliche Studien konnten bislang keine über den Placebo-Effekt (durch Scheinmedikament erreichte Besserung) hinausgehende medizinische Wirksamkeit belegen.

Wärmetherapie

Warme Bäder wurden schon in römischen Thermen zur Entspannung und zur Gesundheitsförderung eingesetzt. Durch die Zufuhr von Wärme entspannen sich die Muskeln, Krämpfe können gelindert und Bindegewebe kann gelockert werden. Mit Wärmebehandlung können unangenehme Schmerzen überdeckt werden (*Counter-Effekt*). Abgesehen von Wasseranwendungen werden auch Moor-, Schlamm- und Heilerdepackungen zur Linderung von Quetschungen, Verstauchungen, Krampfadern und Ekzemen benutzt. Rotlichtbestrahlungen können Schmerzen und Verkrampfungen lindern.

Fazit

Wärmetherapie wirkt in begrenztem Maße, aber durchaus auf einer nachvollziehbaren biologisch-physikalischen Ebene.

Literatur

- Siegfried Bäumler: *Heilpflanzenpraxis heute. Porträts, Rezepturen, Anwendung,* München et al.: Elsevier, Urban & Fischer, 2010
- Roland Bettschart/Gerd Glaeske/Kurt Langbein/Reinhard Saller/Christian Skalnik (Hrsg.): *Bittere Naturmedizin,* Köln: Kiepenheuer & Witsch, 1995
- Edzard Ernst: *Praxis Naturheilverfahren. Wissenschaftliche Bewertung,* Heidelberg: Springer, 2001
- Edzard Ernst (Hrsg.): *Praxis Naturheilverfahren. Evidenzbasierte Komplementärmedizin. Wissenschaftliche Bewertung. Nutzen – Risiko – Analyse. Entscheidungshilfen,* Berlin: Springer, 2009
- Forschende Komplementärmedizin (Fachzeitschrift), hg. v. Harald Walach et al., Basel: Karger, seit 2006
- Krista Federspiel/Vera Herbst: *Die Andere Medizin. »Alternative« Heilmethoden für Sie bewertet,* Berlin: Stiftung Warentest, korr. Nachdr., [5]2006
- Colin Goldner: *Alternative Diagnose- und Therapieverfahren. Eine kritische Bestandsaufnahme,* Aschaffenburg: Alibri, 2008
- Robert Jütte: *Geschichte der Alternativen Medizin. Von der Volksmedizin zu den unkonventionellen Therapien von heute,* München: C. H. Beck, 1996
- Gernot Klein/Gabi Hofbauer (Hrsg.): *Knaurs großes Handbuch der Heilmethoden,* München: Droemer Knaur, 2001
- Michael Kotsch: *Chinesische Medizin I/II,* Lage: Lichtzeichen, [4]2006
- Michael Kotsch: *Homöopathie,* Lage: Lichtzeichen, 2007
- Martin Lambeck: *Irrt die Physik? Über alternative Medizin und Esoterik,* München: C. H. Beck, [2]2006
- Dieter Melchart: *Naturheilverfahren. Leitfaden für die ärztliche Aus-, Fort- und Weiterbildung,* Stuttgart: Schattauer, 2002/2007
- Samuel Pfeifer: *Spannungsfeld Alternativmedizin, Psyche und Glaube,* Basel: Brunnen, [4]1999
- Pschyrembel. *Naturheilkunde und alternative Heilverfahren,* Berlin: de Gruyter, [3]2006
- Heinz Schilcher/Susanne Kammerer/Daniela Volkmann: *Leitfaden Phytotherapie,* München: Urban & Fischer, 2003

- Volker Schmiedel/Matthias Augustin (Hrsg.): *Leitfaden Naturheilkunde. Methoden, Konzepte und praktische Anwendung,* München: Elsevier, [5]2007
- Michael Shermer/Lee Traynor: *Heilungsversprechen. Alternativmedizin zwischen Versuch und Irrtum. Skeptisches Jahrbuch III,* Aschaffenburg: Alibri, [2]2004
- Howard Spiro: *Placebo. Heilung, Hoffnung und Arzt-Patient-Beziehung,* Bern: Huber, 2005
- Manfred Stöhr: *Ärzte, Heiler, Scharlatane. Schulmedizin und alternative Heilverfahren auf dem Prüfstand,* Darmstadt: Steinkopf, 2001

Komitee Forschung Naturmedizin
Marienplatz 3, 80 331 München
Telefon: (089) 22 80 25 00
Web: www.phytotherapie-komitee.de
E-Mail: kfn@phytotherapie-komitee.de

National Center for Complementary and alternative Medicine (NCCAM)
National Institutes of Health
9000 Rockville Pike
Bethesda, Maryland 20 892, USA
Web: http://nccam.nih.gov
E-mail: info@nccam.nih.gov

National Council Against Health Fraud
119 Foster Street, Building R, Second Floor
Peabody, Massachusetts 01 960, USA
Telefon: (001 978) 532-9383
Fax: 001 (978) 532-9450
Web: http://www.ncahf.org
E-mail: ncahf.office@verizon.net

Herbal Watch
Web: http://www.herbalwatch.com
E-mail: info@healthwatcher.net

Anmerkungen

[1] Zitiert in: Manfred Porkert: *Die chinesische Medizin,* Düsseldorf: Econ Taschenbuch, [2]1986, S. 18

[2] A. a. O., S. 21f

[3] Vgl. Robert Jütte: *Geschichte der Alternativen Medizin. Von der Volksmedizin zu den unkonventionellen Therapien von heute,* München: C. H. Beck, 1996/Robert Jütte: *Medizingeschichte. Eine Einführung,* Köln et al.: Böhlau, 2007

[4] Zitiert nach: Alfred Haug: *Die Reichsarbeitsgemeinschaft für eine neue deutsche Heilkunde (1935/36). Ein Beitrag zum Verhältnis von Schulmedizin, Naturheilkunde und Nationalsozialismus,* Husum: Matthiesen, 1985, S. 38

[5] Vgl. Rudolf Joss: *Schulmedizin und Alternativmedizin. Die Sicht der Schulmedizin,* Vortrag bei der Münsterer Tagung 2003 der Stiftung Dr. Edmund Müller, http://www.hauszumdolder.ch/tagung03_1.php, 5.2.2004

[6] Vgl. beispielsweise Jürgen August Alt: *Zauberkunst. Eine Einführung,* Stuttgart: Reclam, 1995/Robert Rau: Houdini, Moretti & Co. Die besten Tricks der großen Sensationsdarsteller, München: Knaur, 1999

[7] Wolfgang G. A. Schmidt : *Die alte Heilkunst der Chinesen,* Freiburg: Herder, 1992, S. 66

[8] Fritjof Capra: *Wendezeit. Bausteine für ein neues Weltbild,* Bern et al.: Scherz, 1983, S. 46

[9] Vgl. Christof Schorsch: *Die New-Age-Bewegung,* Gütersloh: Gütersloher Verlags-Haus, 1988, S. 32 ff.

[10] George Trevelyan: *Unternehmen Erlösung. Hoffnung für die Menschheit,* Freiburg: GTP, 1983, S. 11

[11] Arbeitskreis für Traditionelle Chinesische Medizin an der Ruprecht–Karls-Universität Heidelberg, Internetseite www.rzuser.uni-heidelberg.de/~mschuber, Juni1999

[12] Ernst Stürmer: *Asiatische Heilkunst,* Augsburg, Bechtermünz, 1996, S. 27

[13] Manfred Porkert: *Die chinesische Medizin,* S. 71

[14] A. a. O., S. 72

[15] Vgl. Huangdi Neijing Suwen, Kap. 1

[16] Vgl. Kurt Pollak: *Wissen und Weisheit der alten Ärzte, die Heilkunde der frühen Hochkulturen,* Düsseldorf: Econ, 1993, S. 249

[17] Arbeitskreis für Traditionelle Chinesische Medizin an der Ruprecht–Karls-Universität Heidelberg, Internetseite www.rzuser. uni-heidelberg.de/~mschuber, Juni 1999

[18] Zu den im Folgenden beschriebenen Heilmethoden vgl. Edzard Ernst (Hrsg.): *Praxis Naturheilverfahren. Evidenzbasierte Komplementärmedizin. Wissenschaftliche Bewertung. Nutzen – Risiko – Analyse. Entscheidungshilfen,* Berlin: Springer 2009
Krista Federspiel/Vera Herbst: *Die Andere Medizin.* »*Alternative*« *Heilmethoden für Sie bewertet,* Berlin: Stiftung Warentest, korr. Nachdr., [5]2006 Gernot Klein/Gabi Hofbauer (Hrsg.): *Knaurs großes Handbuch der Heilmethoden,* München: Droemer Knaur, 2001/ *Pschyrembel. Naturheilkunde und alternative Heilverfahren,* Berlin: de Gruyter [3]2006

[19] Vgl. Michael Kotsch: *Chinesische Medizin 1. Weltbild – Menschenbild – Religiöse und ideologische Hintergründe,* Lage: Lichtzeichen, [5]2008, S. 11–35

[20] Wolfgang U. Eckart: *Geschichte der Medizin,* Berlin: Springer, [2]1994, S. 29f

[21] Vgl. Michael Kotsch: *Homöopathie,* Lage: Lichtzeichen, [2]2008

[22] Samuel Hahnemann: *Organon der Heilkunst,* Leipzig: Willmar Schwabe Verlag, [6]1921, S. 44f

[23] Vgl. *Pschyrembel. Wörterbuch Naturheilkunde,* Berlin: de Gruyter, 1999, S. 162

[24] Vgl. z. B. Ernst Albert Meyer: *Natürliche Medikamente,* Stuttgart: Haug, 2005/Siegfried Bäumler: *Heilpflanzenpraxis heute. Porträts, Rezepturen,* Anwendung. München et al.: Elsevier, Urban & Fischer, 2010